Avinash Kumar
Manjunath P. Puranik
Sowmya K.R.

Marcas de mordedura humana em medicina dentária forense

Avinash Kumar
Manjunath P. Puranik
Sowmya K.R.

Marcas de mordedura humana em medicina dentária forense

ScienciaScripts

Imprint

Cover image: www.ingimage.com

This book is a translation from the original published under ISBN 978-3-330-33097-9.

Publisher:
Sciencia Scripts
is a trademark of
Dodo Books Indian Ocean Ltd. and OmniScriptum S.R.L publishing group

120 High Road, East Finchley, London, N2 9ED, United Kingdom
Str. Armeneasca 28/1, office 1, Chisinau MD-2012, Republic of Moldova, Europe
Printed at: see last page
ISBN: 978-620-8-24265-7

ÍNDICE DE CONTEÚDOS

SAIR

*Tenho o privilégio de agradecer ao meu estimado mentor e conselheiro, **Dr. Manjunath P. Puranik,** Professor e Diretor do Departamento de Odontologia de Saúde Pública, GDC&RI, Bangalore, Índia, pelas suas valiosas sugestões, apoio infalível e encorajamento na conclusão deste trabalho.*

"Senhor, é uma honra ter sido guiado por si.

*Agradeço sinceramente ao **Dr. D.R. Prithviraj**, Reitor e Diretor do GDC&RI, Bangalore, pelo seu apoio.*

*Os meus humildes agradecimentos **ao Dr. S.S. Hiremath**, antigo reitor e diretor, pela sua orientação e palavras inspiradoras.*

*Estou muito grata **à Dra. Sowmya KR,** Professora Sénior, pela sua inestimável ajuda e apoio.*

*Estou igualmente grato **à Dra. Yashoda R.** Reader, à **Dra. Namita Shanbhag** Reader e à **Dra. Uma SR,** Senior Lecturer, pelos seus conselhos e valiosas sugestões.*

*Os meus mais sinceros agradecimentos às minhas colegas **Dra. Richa, Dra. Deepa e Dra. Anuradha** pelo seu encorajamento.*

Gostaria de agradecer aos meus finalistas e juniores pelo seu apoio.

*Agradeço à **Sra. BS Rathna Basavachar**, bibliotecária, e ao **Sr. Manjunatha T,** bibliotecário assistente e bibliotecário chefe, St. John's Medical College Hospital, Bangalore, Índia, pela sua ajuda no meu estudo.*

*Gostaria de agradecer especialmente ao meu **pai (Sr. Surya Narayan Jha),** à **minha mãe (Sra. Leela Jha),** à **minha irmã e cunhado (Preeti e Amitabh Jha),** aos **meus sogros (Dr. Ravi Nath Jha, Hema Jha, Ankur e Pragya Jha),** à **minha mulher (Aditi Jha)** e ao **nosso querido filho (Anant Jha)**, que me encorajaram e apoiaram ao longo da redação deste livro.*

Dr. Avinash Kumar

LIST OF ABBREVIATIONS

ABFO	American board of forensic odontology
ABS	Acrylonitrile-butadiene-styrene
ADA	American Dental Association
AP-PCR	Arbitrarily primed Polymerase chain reaction
CAD	Computer Aided designing
CAT	Computerized-Axial Tomography
CCD	Charge-coupled device
CI	Confidence Interval
CS4	Creative Suite 4 software
DNA	Deoxy ribose nucleic acid
FPHG-	Forensic 3D/CAD supported Photogrammetry
hr.	Hour
IR	Infra-red
kV	Kilo volts

LAMP	Loop-mediated isothermal amplification
mA	Milli Amperes
min	Minutes
nm	Nanometre
No.	Number
PC	Personal Computer
PCR	Polymerase chain reaction
PVC	Polyvinyl chloride
SEM	Scanning Electron Microscopy
Tpi	Threads per inch
UV	Ultra violet
α	Alpha
%	Percent
ºC	Degree Celsius
µL	Micro litre
µm	Micro meter
2D	Two dimensional
3D	Three dimensional

INTRODUÇÃO

O homem percorreu um longo caminho, desde os primórdios do homem das cavernas até aos dias de hoje, em que atingiu nada menos do que alturas astronómicas e as profundezas do mar. A sua vontade de conquistar novas alturas criou um mundo cheio de avanços científicos e tecnológicos. Mas a sua inteligência conduziu também a um aumento da criminalidade, do terrorismo, das guerras, das catástrofes de massa, dos acidentes rodoviários e das doenças terríveis. Em todos estes incidentes, a identidade do falecido, do agressor ou da causa da morte é de extrema importância, uma vez que o cerne das várias investigações se baseia nestes acontecimentos.[1]

Uma vez que todos os seres humanos têm uma identidade em vida, as sociedades compassivas exigem que essa identidade seja reconhecida após a morte. Quando alguém morre, há muitas consequências, muitas vezes financeiras ou religiosas, que precisam de ser geridas e tratadas. No caso de uma morte causada por outra pessoa, a identificação do corpo é importante para investigar as circunstâncias da morte. Uma vez conhecida a identidade do falecido, a polícia pode começar a localizar os últimos movimentos da pessoa, entrevistar outras pessoas que possam ter sido vistas com ela e desenvolver teorias sobre os pormenores da morte da vítima.[1]

A identificação clara dos restos mortais humanos exige a comparação das caraterísticas físicas do falecido com os registos dessas caraterísticas físicas feitos antes da morte (ante mortem). Os meios menos fiáveis de identificação incluem o reconhecimento visual por amigos, familiares e a utilização de objectos pessoais. No entanto, nos casos em que as caraterísticas faciais estão distorcidas, podem ser obtidos resultados adequados/precisos devido ao stress da observação do falecido.[1]

A identificação através de objectos pessoais como vestuário, jóias, tatuagens, piercings e documentos também não pode ser utilizada como único método. Estes objectos pessoais podem ser facilmente trocados de uma pessoa para outra e os documentos podem ser falsificados para ocultar a identidade.[1]

Outros métodos, como a análise do cabelo e a comparação fotográfica, raramente são considerados como o único meio de identificação formal. No entanto, podem ser extremamente valiosos para a identificação presuntiva, a fim de obter impressões digitais ou registos dentários.[1]

Os meios mais fiáveis de identificação são as impressões digitais, as comparações dentárias e os métodos biológicos, como a análise de perfis de ADN. No entanto, em alguns casos, as impressões digitais de pessoas falecidas não estão disponíveis ou não é possível obter impressões ante mortem. Os exames dentários e as comparações entre registos dentários ante-mortem e post-mortem fornecem resultados com um elevado grau de fiabilidade e baixo custo.[1] Muitas caraterísticas da dentição humana distinguem o homem dos outros animais e conferem-lhe uma certa originalidade. A primeira é o resultado de uma mistura de traços genéticos raciais que perturbaram o equilíbrio natural entre o tamanho e a forma dos dentes e os ossos maxilares que os suportam. A segunda deve-se às modernas alterações químicas e estruturais dos dentes, resultantes de processos de doença ou de tentativas de cura dessas doenças. [2]

Os cuidados dentários em si dão o maior contributo para a singularidade da dentição de uma pessoa e, juntamente com as caraterísticas de desenvolvimento, são a chave para identificar os mortos durante um exame da cavidade oral . Outra caraterística importante dos dentes é o facto de serem a parte mais indestrutível do corpo e de apresentarem o menor número de alterações da estrutura natural.[2]

A identificação positiva de pessoas vivas ou mortas a partir das caraterísticas e propriedades únicas dos dentes e maxilares é uma pedra angular da ciência forense. É a forma mais comum de os odontologistas forenses se envolverem em casos e, em alguns casos, pode ser um dos aspectos mais difíceis da disciplina.[1]

A odontologia forense baseia-se na indestrutibilidade das provas e os seus avanços científicos visam extrair cada vez mais informações identificáveis das estruturas orais que, mais do que qualquer outra parte do corpo, reflectem o destino da pessoa em causa. A identificação de uma pessoa falecida ou de um vestígio deixado pelos seus dentes é a tarefa do dentista forense.[2]

Neste cenário, um dos desafios mais fascinantes, complexos e por vezes controversos da odontologia forense é a deteção, restauração e análise de marcas de mordedura: as marcas da dentição humana em objectos mordidos e a sua subsequente comparação com as pessoas que supostamente os morderam. Na maioria das vezes, isto envolve a análise de mordeduras na pele. Foram também analisadas impressões dentárias em objectos inanimados associados a cenas de crime, tais como alimentos, pastilhas elásticas e pontas de cigarro.[1]

Em situações de combate mortal, como lutas até à morte entre agressor e vítima, os dentes são uma parte importante do arsenal natural. Usar os dentes para ferir gravemente um agressor pode ser o único método de defesa disponível para uma vítima. Também sabemos que em casos de agressão sexual, incluindo homicídio sexual, violação e abuso sexual de crianças, os agressores mordem frequentemente as suas vítimas para expressar o seu domínio, raiva e comportamento animal.[3]

Quando os dentes são utilizados como arma, podem, em determinadas circunstâncias, deixar informações sobre a identidade do mordedor. É aqui que os odontologistas forenses desempenham um papel importante na identificação de mordeduras. Com base nas provas recolhidas, o odontologista forense deve começar por determinar se a causa se deve efetivamente a uma mordedura. Uma vez determinado que o padrão está relacionado com os dentes, que não foi criado por uma ferramenta, instrumento ou peça de vestuário e que não representa uma lesão cutânea, infeção ou ferimento, o padrão pode ser comparado com a dentição do suspeito para o incluir ou excluir. Para avaliar uma marca de amostra, as suas caraterísticas devem ser reconhecíveis e distintas. A forma da dentição, os dentes e as caraterísticas anatómicas específicas podem constituir uma amostra representativa. Para atingir estes objectivos, o odontologista forense pode utilizar vários métodos. Como não existe um método único para a análise da mordedura, o método utilizado dependerá das circunstâncias de cada caso e das preferências e competências do examinador.[4]

Uma ferida típica é aquela em que o instrumento de lesão pode ser determinado e possivelmente individualizado como a arma que causou a lesão. Uma ferida por mordedura é uma lesão na pele em que os instrumentos de lesão são dentes. A ferida é um esmagamento devido ao facto de os dentes individuais comprimirem o tecido. Ao contrário das impressões digitais, que deixam marcas de pente bem definidas, as mordeduras deixam contusões esbatidas. É geralmente aceite que a disposição dos dentes é única para cada pessoa e que não existem dois conjuntos de dentes idênticos. Se os dentes deixarem marcas claras, deve ser possível atribuí-las a um indivíduo específico.[1]

Uma marca oclusal é uma modificação física num suporte causada pelo contacto dentário. Outra definição é um padrão deixado pelas estruturas dentárias num objeto ou tecido. As marcas de mordedura são descritas como lesões circulares ou ovais, constituídas por duas arcadas opostas em forma de U, separadas na sua base por espaços abertos que, em vida, representam a faringe ou a parte posterior da boca.[5]

A perspetiva histórica das marcas de dentadas inclui vários casos notáveis, como Ohio v Robinson em 1870, um caso em Paris em 1906 em que a dentada era de queijo e a utilização de sobreposições por Stroup em 1924. Desde a década de 1950, as provas de marcas de dentadas e os dentistas têm desempenhado um papel no sistema jurídico. Em 1996, na reunião da Academia Americana de Ciências Forenses em Nashville, Pitluck publicou uma lista de mais de 260 processos judiciais que envolviam provas de marcas de dentadas desde 1954.[1]

Depois de a comparação de mordidas ter sido reconhecida pelos tribunais como

um procedimento científico correto, os dentistas forenses tinham ainda um longo caminho a percorrer até que as técnicas de comparação de mordidas pudessem ser consideradas científicas pelos profissionais, advogados e serviços de aplicação da lei em geral.
Após a formação do American Board of Forensic Odontology (ABFO) em 1976, muitos dos seus diplomatas ficaram preocupados com o facto de os procedimentos utilizados e aceites nos tribunais serem mais empíricos do que científicos. A investigação subsequente levou à adoção em 1984 e à publicação em 1986 pelo American Board of Forensic Odontology (ABFO) das "Guidelines for the Analysis of Bite Marks". [1]
Outra conquista foi a anulação da sentença e a libertação de uma pessoa condenada por avaliar incorretamente uma marca de mordedura num julgamento, utilizando um método microbiano em vez do método fotográfico habitual. O Conselho de Administração da ABFO decidiu então realizar outro seminário sobre marcas de mordedura em San Antonio, de 12 a 14 de fevereiro de 1994, que culminou nas "Diretrizes Terminológicas sobre Marcas de Mordedura" da ABFO.[5]
O estudo científico das marcas de mordedura é fascinante e prometedor. À medida que a ciência evolui com métodos mais exactos e descritivos para a realização de exames e com o desenvolvimento de dados de investigação sobre a individualidade da dentição humana, o valor da análise das marcas de mordedura no sistema jurídico continuará a aumentar. Um padrão de lesão de alta qualidade de uma mordedura, corretamente analisado por métodos científicos validados, pode ajudar muito a sociedade a aplicar a lei de forma justa.[1]
O objetivo deste trabalho de biblioteca é, portanto, fornecer uma visão geral da literatura sobre o tema das mordeduras humanas e a sua aplicação na odontologia forense.

RESUMO:

ASPECTOS DA PANORÂMICA

1. História das marcas de mordida e casos
2. Definição de Bitemarks
3. Descrição de Bitemarks
4. Gestão de casos Bitemark
   4.1. Recolha de provas
      4.1.1. Provas retiradas do sítio Web da marca de identificação ou da marca-padrão da lesão
      4.1.2. Provas de mordeduras potenciais ou suspeitas
   4.2. Análise das provas da Bitemark
      4.2.1. Orientações para a análise de marcas a fogo
      4.2.2. Métodos de análise
      4.2.3. Resultados da análise Bitemarks
      4.2.4. Elaborar e fundamentar um relatório de peritagem
   4.3. Relatórios sobre conclusões e pareceres
5. Questões jurídicas e estatuto jurídico das provas da Bitemark

1. HISTÓRIA DOS INDICADORES E CASOS DE MORDEDURAS

Os vestígios deixados pelos dentes humanos em objectos inanimados e na pele humana têm sido relatados e registados tanto nos tempos antigos como nos modernos. Embora a informação científica seja limitada nos registos históricos mais antigos, a informação anedótica é viva e por vezes surpreendente.[6]

Antes do século XX

- 1066- 1087, Guilherme I (o Conquistador) Não existe um método fiável para confirmar os factos, mas lendas persistentes afirmam que Guilherme I mordeu o selo de Inglaterra com os seus dentes marcados e marcou-o para verificar a autenticidade da sua correspondência.
- 1692, Julgamentos das Bruxas de Salém, Reverendo George Burroughs - O Reverendo George Burroughs foi acusado de praticar bruxaria, mordendo pessoas que alegadamente tinha iniciado na bruxaria. Embora ele estivesse na prisão na altura dos alegados ataques, presumiu-se que as mordidelas eram causadas pelo fantasma de Burroughs. Um fantasma é definido pelo Merriam-Webster como um espírito imaterial visível. De acordo com os relatos, a boca de Burroughs foi aberta em tribunal e os

seus dentes correspondiam às mordeduras. Burroughs foi condenado, sentenciado à morte e enforcado em 19 de agosto de 1692. [6, 7]

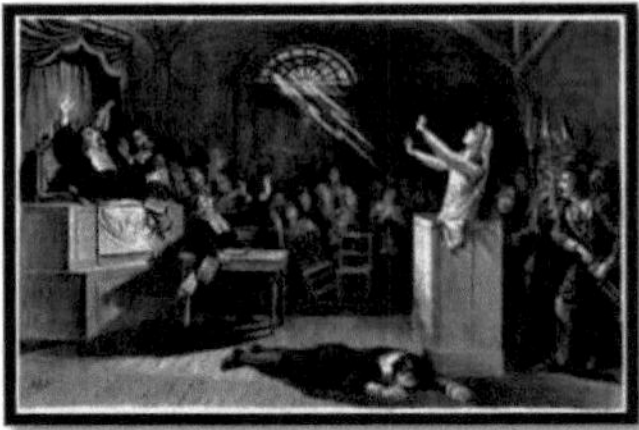

Fig. 1 Julgamentos das bruxas de Salém[7]

O primeiro caso registado de uma mordedura nos Estados Unidos foi provavelmente o caso de Robinson, no Ohio, em 1870. Ansil Robinson foi acusado do assassínio da sua amante, Mary Lunsford. Apesar das provas apresentadas em tribunal que ligavam os seus dentes às mordeduras no braço da vítima, Robinson foi absolvido da acusação.[8]

1.1. Século XX

Num famoso caso de assalto em 1906, no norte de Inglaterra, foi encontrado um pedaço de queijo, alegadamente mastigado por um dos dois assaltantes acusados. Foram recolhidas impressões digitais e os moldes foram comparados com o queijo. Verificou-se que os dentes de um dos dois acusados "coincidiam" com a marca da dentada no queijo, o que levou à condenação.

Vários autores mencionam Sorup como o primeiro investigador deste tipo; em 1924, utilizou representações em papel transparente dos dentes de suspeitos para os comparar com fotografias de mordeduras em tamanho real. [8]

Na segunda metade do século XX, o número de processos penais em que a análise da mordida desempenhou um papel importante na acusação aumentou rapidamente.[6]

Tabela. 1 Casos notáveis de bitemark do século XX, por ordem cronológica : [6]

CASO	ANO	CRIME
Doyle v. Estado (Texas)	1954	Intrusão
Ministério Público v. Torgersen(Oslo, Noruega)	1958	Assassinato de Rigmor Johnsen

Escócia vs. Feno (Biggar, Escócia)		1967	O assassinato de Linda Pavão
Pessoas (Illinois) *Johnson*	*v.*	1972	violação e lesões corporais graves
Pessoas (Califórnia) *Marx*	*v.*	1975	Assassinato de Lovey Benovsky
Pessoas (Illinois) *Milone*	*v.*	1976	O assassínio de Sally Kandel
Pessoas (Flórida) *Stewart*	*v.*	1979	Assassinato de Margaret Hazlip
Pessoas (Flórida) *Bundy*	*v.*	1979	O assassínio de Lisa Levyet Margaret Bowman
Povo Bundy (Flórida)	***v.***	1980	Assassinato de Kimberley Leach
Pessoas (Oklahoma) ***Wilhoit***	***v.***	1987	Assassinato de Kathryn Wilhoit
Volk (Michigan) v. ***Moldova e Cristini***		1991	Rapto e violação de Maureen Fournier
Pessoas (Arizona) ***Coroa***	***v.***	1991 1995	Assassinato de Kimberley Ancona
Pessoas (Mississipi) ***Fabricante de cerveja***	***v.***	1995	Assassinato de Cristina Jackson.

1.1.1. O ladrão de queijo

O primeiro caso de marca de dentada publicado como parecer judicial americano foi *Doyle contra Estado do* Texas, em 1954. Este caso envolvia uma marca de dentada num pedaço de queijo encontrado no local de um assalto a uma mercearia. O xerife que investigava o caso abordou o suspeito, que estava detido por outro crime, e pediu-lhe que mordesse voluntariamente um pedaço

de queijo.
O suspeito obedeceu e, mais tarde, um perito em armas de fogo fotografou os dois pedaços de queijo e fez moldes de gesso dos mesmos. O perito em armas de fogo e um dentista analisaram então os dois pedaços. O arguido foi condenado com base nas declarações condenatórias destes dois peritos, que consideraram que os dois pedaços de queijo tinham sido mordidos pelo mesmo conjunto de dentaduras. [7]

Ted Bundy

O caso do assassino em série Theodore (Ted) Bundy foi talvez o caso mais notório de marcas de dentadas na história da justiça americana e talvez o gatilho para a utilização crescente de provas de marcas de dentadas nos tribunais americanos na década de 1980. Bundy foi condenado em 1979 por homicídio em primeiro grau em dois casos. Entre as principais provas que levaram à condenação de Bundy contam-se uma declaração de identificação de uma testemunha-chave que o tinha visto no local do crime pouco antes dos assassínios e a análise pericial de marcas de dentadas encontradas no corpo de uma das vítimas. A análise efectuada por um dentista forense das marcas de dentadas de uma das vítimas (Lisa Levy) consistiu em comparar as marcas dos dentes de Bundy com as marcas fotografadas na carne da vítima. [7]

No seu depoimento, falou da singularidade da dentição humana e explicou que a variabilidade entre indivíduos era tal que a técnica de comparação das marcas de dentadas permitia uma identificação com um elevado grau de fiabilidade. Passou 10 anos no corredor da morte antes de ser executado na cadeira eléctrica, em 24 de janeiro de 1989, na Prisão Estatal da Florida, em Starke, Florida. [7]

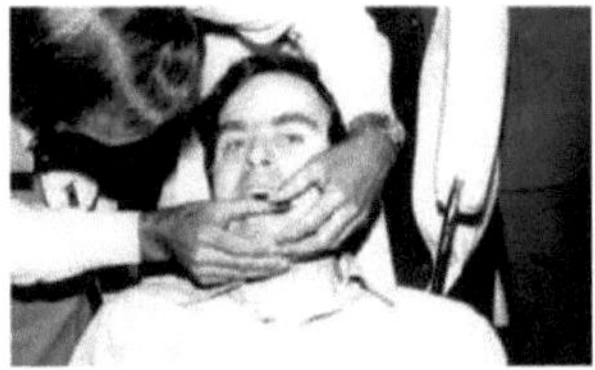

Fig. 2 Ted Bundy a fazer moldes dentários. [7]

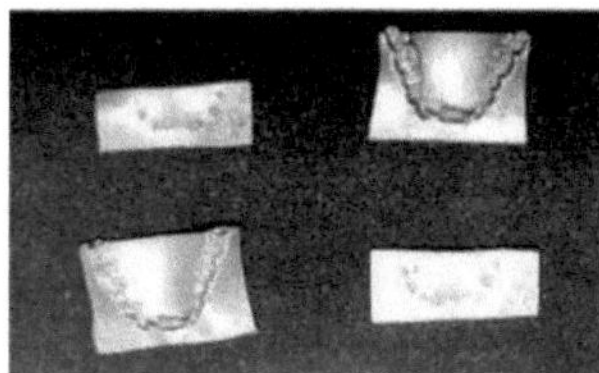

Fig.3 Impressões dentárias de Ted Bundy

1.2. Século XXI

A primeira década do século XXI registou um número alarmante de julgamentos em que as provas de mordidelas foram contestadas e anuladas. A comunidade jurídica, em particular os indivíduos e grupos que trabalham para provar a inocência das pessoas injustamente condenadas por crimes, desempenhou um papel fundamental ao chamar a atenção para as práticas das forças da ordem, os comportamentos e erros dos procuradores e a ciência forense da identificação, na qual a análise de marcas binárias desempenha um papel proeminente. A maior parte dos esforços dos grupos de inocentes centrou-se na possibilidade de analisar material biológico dentro ou sobre provas recolhidas aquando dos incidentes e que contenham ou possam conter ADN. [6]

2. DEFINIÇÃO DE MODELOS DE BITS

O termo "mordida" é utilizado de forma bastante vaga para descrever uma lesão causada apenas pelos dentes ou pelos dentes em combinação com outras partes da boca. [9]

O manual da ABFO (American Board of Forensic Odontology) define uma marca de mordida como (1) uma alteração física num ambiente causada pelo contacto dentário e (2) um padrão representativo deixado pelas estruturas dentárias de um animal ou ser humano num objeto ou tecido. [10]

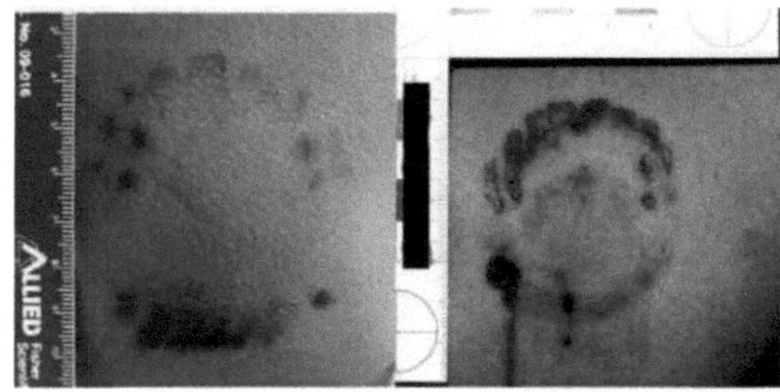

Fig. 4 Marca binária com elevado valor médico-legal/evidencial

3. DESCRIÇÃO DE HUMANO BITEMARKS (diretrizes da ABFO) [10]

O odontologista deve registar e descrever este facto:

a. Dados de identificação (número do processo, agência, nome do(s) auditor(es), etc.).

b. Localização da Bitemark

- local anatómico ou objeto mordido
- Contorno da superfície: (por exemplo, plano, curvo ou irregular)
- Caraterísticas do tecido

c. Forma, cor e tamanho

d. tipo de lesão (por exemplo, abrasão, contusão e laceração)

e. Outras informações, conforme indicado (por exemplo, caraterísticas tridimensionais, condições invulgares, obtidas a partir de tecido excisado, radioscopia).

3.1. Terminologias da marca de identificação :

3.1.1. Violações de componentes observadas em Bitemarks

Nas mordeduras, podem ser visíveis abrasões (escoriações), contusões (contusões), lacerações (lacerações), equimoses (equimoses), petéquias (equimoses), escoriações, depressões (reentrâncias), eritema (vermelhidão) e picadas. [10]

3.1.2. Caraterísticas dos modelos de bits[10]

Uma *caraterística* aplicada a uma marca binária é um elemento distintivo, um traço de carácter ou um padrão dentro da marca. Existem dois tipos de caraterísticas: *caraterísticas de classe* e *caraterísticas individuais.*

3.1.2.1. ***Caraterística de classe***: uma caraterística, propriedade ou padrão que distingue uma mordedura de outras lesões com padrões. Por exemplo, o achado de quatro contusões aproximadamente lineares ou rectangulares é uma caraterística de classe dos incisivos humanos. As suas dimensões variam consoante a causa da lesão: dentes superiores ou inferiores e se são dentes decíduos ou permanentes. Além disso, o tamanho total da lesão varia de acordo com o tamanho da arcada dentária da pessoa que a causou. Uma *caraterística da classe de dentição* caracteriza, portanto, o grupo de onde provém: humano, animal, peixe ou outra espécie.

3.1.2.2. ***Caraterística individual***: a

Uma caraterística, propriedade ou padrão que representa uma variação individual e não um resultado esperado num determinado grupo. Existem dois tipos:

a. ***Caraterística da arcada***: um padrão que representa a disposição dos dentes numa marca de mordida. Por exemplo, uma combinação de dentes rodados, versão vestibular ou lingual, deslocação mesio-distal e alinhamento horizontal contribui para a distinção entre indivíduos. O número, a especificidade e a reprodução exacta destas caraterísticas da arcada contribuem para a avaliação global ao determinar o grau de confiança de que um determinado suspeito criou a marca de mordedura (por exemplo, rotação, versão vestibular ou lingual, deslocamento mesial ou distal e alinhamento horizontal).

b. ***Caraterística do dente:*** uma caraterística ou propriedade dentro de uma marca de mordida que representa uma variação individual do dente.

   O número, a especificidade e a reprodução exacta destas caraterísticas dentárias, combinados com as *caraterísticas da arcada*, contribuem para a avaliação global ao determinar o grau de confiança de que um determinado suspeito causou a mordedura (por exemplo, padrões de desgaste invulgares, cortes, angulações e fracturas).

O manual da ABFO descreve uma marca de mordida como "uma lesão de padrão circular ou oval que consiste em dois arcos simétricos, opostos, em forma de U, separados nas suas bases por espaços abertos. Na periferia dos arcos encontra-se uma série de abrasões isoladas, esmagamentos e/ou fissuras que reflectem o tamanho, a forma, a disposição e a distribuição das caraterísticas de classe das superfícies de contacto da dentição humana". [10]

3.1.3. Variações : [10]

1. Caraterísticas adicionais:
   - Equimose central (contusão central).
   - Abrasão linear, esmagamento ou ranhuras
   - Mordida dupla - (uma mordida dentro de uma mordida)
   - Padrão de entrançado para peças de vestuário embutidas.
   - Hematomas periféricos
2. Marcas parciais de mordida
3. Lesões com padrões pouco claros/desfocados (por exemplo, arcos fundidos ou fechados, padrões de anéis sólidos)
4. Várias dentadas.
5. Mordeduras por avulsão.

3.2. Gravidade das picadas

Há três factores principais que influenciam a gravidade de uma mordedura:

- A força com que a lesão inicial foi infligida ;
- a localização anatómica onde ocorreu a mordedura; e
- o tempo decorrido entre a lesão e a apresentação ao dentista

Por conseguinte, é possível que uma mordedura difusa consista apenas em hematomas de baixa intensidade, que foram certamente uma mordedura grave, mas que só apareceram algumas semanas após a lesão. A gravidade de uma mordedura é um fator importante para avaliar o significado forense da lesão e se esta pode ou não ser comparada com um suspeito.[11] A figura 5 mostra exemplos ilustrativos deste índice.[11]

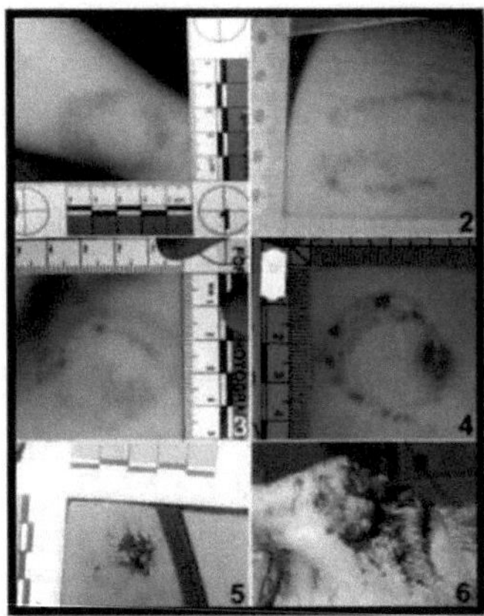

Fig. 5 Índice visual da marca de bits em relação à escala

3.3. Frequência e distribuição das marcas de bit

A mordedura de um ser humano por outro é a terceira lesão por mordedura mais comum, a seguir às mordeduras de cães e gatos, e foi descrita pela primeira vez na literatura por Hultzen em 1910, que descreveu uma consequência infecciosa de uma mordedura humana.

Vários dentistas forenses, incluindo Harvey (1976), Vale e Noguchi (1983), Pretty e Sweet (2000) e Freeman, Senn e Arendt (2005), publicaram estudos sobre a frequência e a distribuição das mordeduras. Freeman et al. referiram que as fêmeas eram mordidas com mais frequência do que os machos, sendo as fêmeas adultas o grupo mais frequentemente mordido.

As partes do corpo mais frequentemente mordidas foram os braços, as costas, as pernas, o rosto e os seios em geral, com algumas diferenças entre os sexos, por exemplo, os seios das mulheres foram mordidos com mais frequência do

que os dos homens.
Os quatro estudos foram geralmente consistentes, embora Harvey (1976) e Pretty e Sweet (2000) tenham registado taxas mais elevadas de mordeduras no peito. Em 1976, Harvey não registou mordeduras nas costas e muito poucas nas pernas e pés, mas registou uma taxa mais elevada de mordeduras no estômago. Estes relatórios indicam que quase todas as partes do corpo podem ser mordidas e que, em confrontos violentos, o agressor, o agredido e, por vezes, ambos podem morder.
Trata-se de uma informação útil, que sublinha a necessidade de recolher impressões dentárias de vítimas mortas que tenham sido mordidas e de interrogar as vítimas vivas para saber se também podem ter mordido o seu agressor.[6]

3.4. Determinação do valor probatório da marca de bit

Uma vez que o dentista forense tenha concluído, com base na sua lista mental individual, que a ferida amostrada é uma mordedura humana, deve ser tomada uma decisão sobre o valor probatório da mordedura. Uma decisão positiva desencadeia uma cascata complexa e interligada de eventos que começa com a amostragem da mordedura da vítima, a análise subsequente da mordedura e a comparação com os resultados dentários de potenciais mordeduras recolhidos pelas autoridades. Uma correlação entre a mordedura e uma destas pessoas pode, em última análise, levar o dentista forense ao domínio do testemunho de um perito.
Uma decisão negativa põe termo à continuação da análise destas provas pelo dentista forense. Uma decisão de que o valor probatório é negligenciável pode ser frustrante para algumas pessoas próximas do caso, mas evita que o dentista forense, as autoridades e o sistema judicial desperdicem recursos valiosos.
Os factores que influenciam a decisão do médico legista giram em torno do potencial de exclusividade da marca de mordedura. Em especial, a marca de mordedura deve ter caraterísticas distintivas ou únicas que permitam a sua identificação com o mordedor.[1]

3.5. Considerações especiais para a recolha de bitemarks no Living

Tendo em conta os danos físicos e psicológicos que a vítima possa ter sofrido, deve ser dada especial atenção a uma vítima viva. As informações obtidas da vítima devem ser consideradas como provas testemunhais e o seu valor para a investigação deve ser cuidadosamente avaliado. O stress de uma vítima viva é enorme e a atenção dada aos tecidos mordidos durante a recolha de provas inibe os esforços da vítima para reprimir as memórias dolorosas do ataque. É necessária uma técnica delicada e um cuidado comprovado ao tirar fotografias, recolher amostras de tecido traumatizado para detetar vestígios de saliva e fazer marcas de mordedura.[1]

3.6. Envelhecimento dos bitmarks[12]

A interpretação subjectiva das picadas para determinar o momento da lesão é um assunto controverso. Vários autores aconselharam prudência relativamente ao envelhecimento visual das contusões através de interpretações subjectivas da sua cor.

Num excelente estudo, **Langlois e Gresham** chegaram às seguintes conclusões: [12]

1. As cores dos azuis são dinâmicas, uma vez que as cores que estão presentes num dia podem desaparecer no dia seguinte, para voltarem a aparecer mais tarde.
2. Num mesmo doente que apresente dois hematomas diferentes na mesma localização anatómica, com a mesma etiologia e da mesma idade, estes podem apresentar colorações diferentes, que podem mudar em momentos diferentes.
3. Nem todas as nódoas negras são amarelas antes de se dissolverem.
4. A cor da pele da vítima, ou seja, a sua pigmentação natural, é importante. Por outras palavras, se a pele da vítima for amarelada, pode não haver cor amarelada no interior do hematoma. Por outro lado, se a vítima tiver uma pele muito escura, o hematoma pode não ser de todo visível.
5. Se um azul for amarelo, é "muito provável" que tenha mais de 18 horas. Inversamente, se um azul não for amarelo, é "provável" que tenha menos de 18 horas.

Os autores concordam que a imprevisibilidade do aparecimento de nódoas negras é causada por muitas variáveis que influenciam os complexos processos biológicos no interior da ferida. [12]

3.6.1 É apresentada a seguir uma lista das variáveis publicadas que influenciam o aspeto das plantas: [12]

1. a estrutura e a vascularização do tecido lesionado. Por exemplo, os hematomas são muito mais pronunciados nos tecidos soltos e altamente vascularizados à volta dos olhos do que em zonas como as palmas das mãos ou as plantas dos pés.
2. O tecido vascular no osso esmaga mais
3. As crianças e os idosos magoam-se mais facilmente do que as outras gerações, porque a sua pele é mais frágil e o tecido de suporte da hipoderme diminui.
4. taxa metabólica.

5. As mulheres ficam com nódoas negras mais facilmente do que os homens, especialmente as mulheres com excesso de peso.
6. O estado de saúde da vítima pode ter influência. A hipertensão arterial, as perturbações da coagulação e os problemas de funcionamento do fígado podem afetar o tamanho dos hematomas.
7. Medicamentos como a aspirina podem aumentar a hemorragia. Os esteróides podem alterar a velocidade de propagação dos hematomas. Especula-se que o stress a que a vítima está sujeita pode fazer com que o corpo liberte corticosteróides, atrasando assim a cicatrização de um hematoma.
8. A cor normal da pele (ou seja, a pigmentação) pode dificultar a observação ou a não observação de um hematoma.
9. A massa e a velocidade do impacto podem influenciar a profundidade e a superfície da lesão, bem como a taxa de cicatrização.
10. As feridas subcutâneas profundas podem prolongar o tempo de hemorragia.
11. Os hematomas anteriores no mesmo local podem ter um impacto nos hematomas subsequentes, aumentando a taxa de resolução.
12. A temperatura corporal pode influenciar a extensão do hematoma. A temperatura de um apêndice é diferente da temperatura do núcleo.
13. Um hematoma pode aparecer imediatamente após a lesão ou durar até 48 horas. O tempo de aparecimento está relacionado com o tempo que o sangue extravasado demora a chegar à superfície. Devido a este atraso, os hematomas ante mortem podem também aparecer post mortem. No entanto, o hematoma pode nunca ser visível e apenas uma amostra de tecido pode revelar a sua presença.
14. A velocidade da morte após a lesão pode influenciar a presença ou ausência de hematomas.
15. As equimoses podem ocorrer devido ao movimento do sangue extravasado através das camadas de tecido numa localização diferente da lesão original.
16. As equimoses que aparecem ante mortem podem aparecer post mortem.
17. As condições ambientais podem influenciar a formação de nódoas negras.
18. A interpretação da cor no interior do hematoma é subjectiva e a capacidade do observador para distinguir as cores pode estar comprometida (por exemplo, em casos de daltonismo).
19. A luz ambiente pode influenciar o aspeto do hematoma (ou seja, a temperatura da luz utilizada no momento da observação).[12]

3.7. Diretrizes da metodologia Bitemark

Era necessário que os dentistas forenses chegassem a acordo quanto a uma metodologia de base a utilizar nos casos de marcas de mordedura, a fim de maximizar a qualidade, a exaustividade e a validade da recolha e análise de provas de marcas de mordedura. O objetivo era também estabelecer uma lista de métodos válidos geralmente reconhecidos para este fim no desenvolvimento da ciência forense.[10] Como resultado, foi criado em 1976 o American Board of Forensic Odontology (ABFO).

- Muitos diplomatas do painel estavam preocupados com o facto de os procedimentos utilizados e aceites nos tribunais serem mais empíricos do que científicos. Como resultado, em 21 de fevereiro de 1984, o American Board of Forensic Odontology (ABFO) adoptou diretrizes para a análise de marcas binárias.
- Publicação das "Diretrizes para a Análise de Marcas de Mordedura" pelo American Board of Forensic Odontology em 1986. A intenção da ABFO, enquanto organismo credível de especialização, era fazer uma declaração clara e consistente sobre o que os seus membros utilizam e aceitam como métodos válidos para a recolha e análise de marcas de dentadas.
- Outra conquista foi a reversão do julgamento e a libertação de uma pessoa condenada num caso causado pela avaliação incorrecta de uma marca de mordida em julgamento, utilizando um método microbiano em vez do método fotográfico habitual. A Direção da ABFO decidiu então realizar outro Workshop sobre Marcas de Mordedura em San Antonio, de 12 a 14 de fevereiro de 1994, que culminou com as Diretrizes da ABFO sobre Marcas de Mordedura. [6]

3.7.1 Escala ABFO n.º 2 - Uma escala de referência espacial para fotografar marcas de mordedura foi desenvolvida por William G. Hyzer e Thomas C. Krauss em fevereiro de 1987 para a ABFO. A escala é fabricada pela Lightning Powder Co. em Salem, Oregon. A balança é feita de cloreto de polivinilo (PVC) e tem um fundo branco mate com graduações pretas contrastantes para garantir uma óptima legibilidade dos resultados. Os braços da balança têm uma polegada (2,54 cm) de largura. A escala tem três círculos, cada um com 20 mm de diâmetro, para detetar e corrigir erros de paralelismo entre o plano do objeto e o plano da película, permitindo uma avaliação mais precisa dos arcos de mordida. Aquando do desenvolvimento da escala, foi escolhido o sistema métrico como base de medição primária. A sua configuração única em forma de L assegura uma graduação precisa nas direcções vertical e horizontal e facilita a projeção de fotografias para corrigir distorções causadas por ângulos de câmara oblíquos. Esta escala deu uma nova dimensão à quantificação fotográfica das marcas de mordedura.[13]

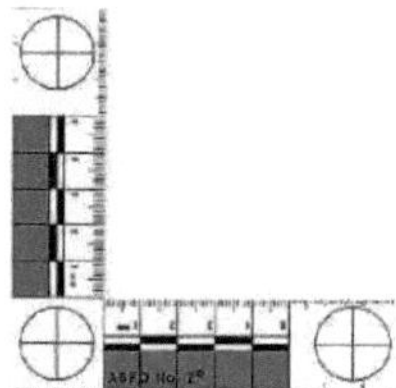

Fig. 6 Escala ABFO n.º 2

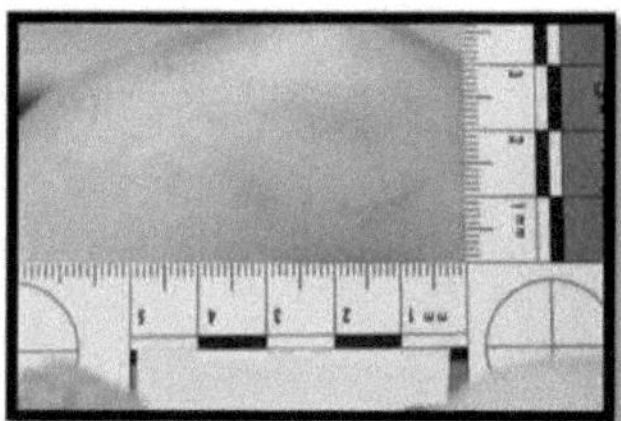

Fig. 7 A escala ABFO n.º 2 acima da marca de bits

4. GESTÃO DE PROCESSOS BITEMARK

A qualidade dos elementos de prova recolhidos influencia a capacidade de avaliar corretamente a lesão.[11] Deve reconhecer-se que o odontologista forense não está frequentemente envolvido no exame inicial e na recolha de elementos de prova da Bitemark. Este facto não impede necessariamente o odontologista forense de emitir um parecer válido. A recolha de provas deve ser efectuada com a devida autorização. Em primeiro lugar, deve determinar-se se as lavagens, as manchas, o embalsamamento, a decomposição ou as mudanças de posição influenciaram a marca de fogo.[10]

Deve sublinhar-se que é sempre preferível que o odontologista esteja presente quando tal for possível, pois o controlo da recolha de provas garante que esta seja efectuada ao mais alto nível. As marcas de mordedura são recolhidas tanto da vítima da mordedura como do suspeito, tendo em conta que a vítima da mordedura pode também ser o suspeito do caso.[11]

4.1. Recolha de provas

4.1.1. Prova da mordedura ou do padrão da ferida: à medida que a mordedura cicatriza numa vítima viva e se decompõe numa vítima morta, é muitas vezes vantajoso verificar e documentar o padrão da ferida ao longo do tempo. Se houver mais do que uma mordedura, cada uma das feridas deve ser examinada em pormenor, documentada e conservada como prova.

A coleção de marcas de mordida inclui

- Utilização de fotografias, cassetes de vídeo e radiografias.

- Esfregaços salivares da mordedura,
- Impressões da mordedura (se aplicável),
- São colhidas amostras de tecido da mordedura da vítima falecida e examinadas,
- Consideração de todas as outras provas relacionadas com o incidente e o local do crime.

É apresentada uma panorâmica de cada uma destas técnicas utilizadas para recolher e preservar as picadas.[1]

4.1.1.1. Documentação fotográfica do local da picada

O método mais comum de documentar e guardar marcas de mordidelas é a fotografia.

As diretrizes do comité da ABFO para a documentação fotográfica são as seguintes[10]

O local da oclusão deve ser fotografado utilizando técnicas digitais e/ou convencionais. Os procedimentos fotográficos devem ser realizados pelo odontologista forense ou sob a sua direção, a fim de assegurar uma documentação exacta e completa do local de oclusão.

- A resolução da fotografia deve ser de alta qualidade.

Podem ser utilizadas impressões a cores ou películas a preto e branco. Se for utilizada uma película a cores, deve ter-se o cuidado de assegurar um equilíbrio de cores preciso. A presença de cor na fotografia pode impedir o olho de distinguir os pormenores mais finos e pequenos da lesão. Se a mesma lesão for observada em fotografias a preto e branco, estes pormenores podem ser mais facilmente identificados.[1]

Devem ser tiradas fotografias de orientação geral que mostrem onde ocorreu a lesão no corpo, bem como fotografias em grande plano da mordedura. É aconselhável começar com as fotografias de orientação geral e depois passar para as fotografias de grande plano, que serão utilizadas para documentar os pormenores das feridas propriamente ditas.[1]

As imagens em grande plano da mordedura devem ser tiradas com ou sem uma escala fotográfica. **A escala No. 2 da American Board of Forensic Odontology (ABFO)** (Figs. 6, 7) é frequentemente utilizada e recomendada. Se for utilizada uma escala, esta deve ser colocada ao mesmo nível e junto da marca de mordedura. Atualmente, parece desejável utilizar uma referência circular para além de uma escala linear. (Deve ser utilizada uma escala retangular ABFO n.º 2 ou equivalente). [1]

- As fotografias mais críticas devem ser tiradas de forma a não serem distorcidas.

- No caso de uma vítima viva, pode ser útil tirar fotografias da mordedura em série.
- Para além das fotografias sem filtro, podem ser utilizados filtros fotográficos, filmes especiais ou métodos de iluminação alternativos para documentar o local da picada. [1]

4.1.1.1.1. Fotografia com luz visível

As fotografias a cores e a preto e branco com luz visível são o mínimo indispensável para a documentação fotográfica de mordeduras. O fotógrafo deve utilizar a película mais lenta adequada para as condições em que a ferida é fotografada (idealmente, uma sensibilidade ASA <100). Uma vez que as fotografias tiradas têm geralmente de ser ampliadas para o tamanho real numa data posterior, as películas com uma densidade de grão elevada proporcionam detalhes mais nítidos.

Outra técnica que utiliza a luz visível e é utilizada para a documentação fotográfica de mordeduras é *designada por imagiologia de luz alternativa* ou *fotografia fluorescente de luz visível.* Esta técnica é utilizada em situações específicas.[1]

4.1.1.1.2. Fotografia digital

Na fotografia digital, a câmara digital grava a imagem num dispositivo de carga acoplada (CCD), que pode ser transferida para um computador para processamento e impressão. Uma das vantagens da câmara digital é que o computador pode converter a imagem para preto e branco, eliminando a necessidade de tirar fotografias separadas a preto e branco, como acontece com a película. O software de processamento de imagem pode melhorar as imagens de várias formas (DIMS [Digital Image Management System], Linear Systems, Rancho Cucamonga, CA). Recomenda-se a utilização de uma câmara digital como ferramenta fotográfica adicional para preservar as lesões por mordedura.[1]

Fotografia com luz não visível

Podem ser utilizadas para documentar e preservar pormenores da mordedura. É possível utilizar luz UV com um comprimento de onda mais curto e luz infravermelha (IR) com um comprimento de onda mais longo. Para que estas fontes de luz não visíveis registem um padrão de lesão, o tecido da mordedura deve estar suficientemente danificado. O facto de não ser possível obter imagens não deve ser considerado um fracasso destas técnicas, uma vez que as fotografias UV e IV nem sempre mostram imagens da mordedura.[1]

4.1.1.1.2.1. Fotografia ultravioleta

É criada uma imagem da mordedura na película utilizando luz UV. Esta imagem não é visível a olho nu, uma vez que a luz UV não entra no espetro de luz do olho. A luz UV não penetra de forma significativa na superfície da pele e reflecte na película da câmara uma imagem muito detalhada da superfície da pele onde ocorreu a mordedura. A imagem altamente pormenorizada da superfície da pele pode conter dados adicionais sobre os dentes responsáveis pelo padrão da ferida. A fotografia UV requer filtros especiais, uma fonte de luz UV, uma película a preto e branco sensível aos comprimentos de onda UV e uma objetiva sem filtro. [1]

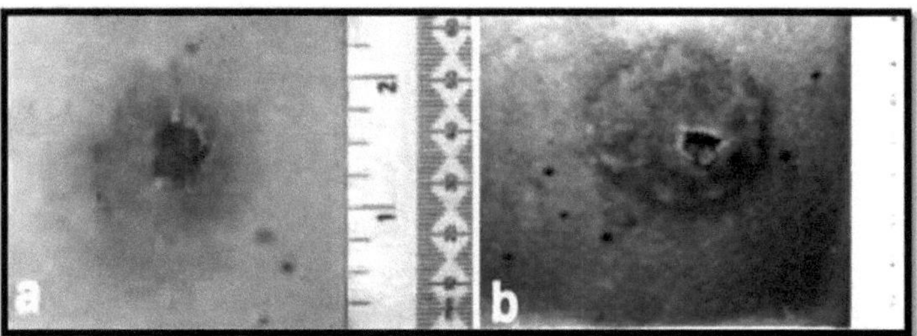

Fig. 8 Fotografia UV de uma mordedura cerca de 8 semanas após o ataque: [11]
(a) A ferida foi fotografada durante a apresentação, a vítima viva disse que tinha sido mordida cerca de dois meses antes ;
(b) Sob condições de UV, as caraterísticas únicas da dentição podem tornar-se visíveis.

4.1.1.1.2.2. Fotografia de infravermelhos

Ao contrário da luz UV, a luz IV penetra apenas alguns milímetros na pele. Utilizando técnicas fotográficas especiais, é possível criar uma imagem da picada tal como aparece sob a superfície da pele. A fotografia por infravermelhos capta o padrão de hemorragia sob a pele no local da ferida que apresenta um padrão. A fotografia por infravermelhos requer uma luz especial, filtros, película de infravermelhos e uma objetiva sem filtro. [1]

4.1.1.2. Documentação em vídeo

As imagens de vídeo podem ser utilizadas para complementar a fotografia convencional e digital. Demonstra a oclusão em movimento em três dimensões. O equipamento de vídeo deve ser escolhido de acordo com quatro critérios: portabilidade, qualidade da imagem produzida, facilidade de utilização por pessoal sem formação e utilização prevista da imagem final. Este equipamento pode ir desde o equipamento essencial, como iluminação e tripés, até simples extensões, leitores e equipamento de montagem.[14]

4.1.1.3. Documentação radiológica :

As marcas de mordedura também podem ser interpretadas através de radiografia de tecidos moles. Esta tem a vantagem de penetrar no tecido e realçar lesões que podem não ser visíveis durante a observação fotográfica. As radiografias e as radiografias com contraste podem fornecer informações valiosas e devem ser consideradas para além dos procedimentos fotográficos normais.[15]

4.1.1.4. Amostras de saliva colhidas no local da mordedura

As amostras são recolhidas da mordedura para preservar os vestígios biológicos. Idealmente, o local da picada não deve ter sido lavado ou contaminado por manuseamento incorreto.[1]

As diretrizes do comité da ABFO para a realização de esfregaços salivares são as seguintes [10]

Objetivo - O reconhecimento das provas de ADN pelos tribunais e o carácter distintivo dos actuais testes de ADN levaram à substituição de métodos de teste de saliva mais antigos, como os antigénios de grupos sanguíneos, por métodos baseados no ADN. O objetivo do esfregaço de mordedura é agora exclusivamente a recolha de células para ADN.

- **Competência** - Muitas vezes é difícil saber quem é responsável pela recolha de amostras de saliva do local da mordedura. Como o odontologista não é normalmente o primeiro a ver a mordedura, outras pessoas, como o médico legista ou o técnico da polícia, podem já ter recolhido amostras do local da mordedura. É da responsabilidade do odontologista determinar, antes de examinar o local da mordedura, se já foram recolhidas amostras de saliva para análise de ADN e recolhê-las se não for esse o caso.
- **Quando** - O ADN degrada-se com o tempo e sob o efeito dos raios UV, da água do mar, do calor extremo, do solo ácido, da decomposição da pele, etc. As amostras devem ser colhidas o mais rapidamente possível após a mordedura e antes de limpar ou lavar o local da mordedura. Se for possível determinar que a mordedura ocorreu através do vestuário, devem ser feitas tentativas para confiscar o vestuário para análise do ADN.

  Método do esfregaço duplo - O método do esfregaço duplo maximiza a quantidade de ADN obtida. Utiliza-se um esfregaço humedecido com água destilada esterilizada, com pressão média, para lavar a saliva seca da superfície durante um período de 7-10 segundos. Alguns segundos após o final da primeira zaragatoa, utiliza-se uma segunda zaragatoa seca como esponja, com uma ligeira pressão, para absorver a humidade deixada na superfície pela primeira zaragatoa. Antes de serem enviados para o laboratório, os dois esfregaços devem ser secos ao ar à temperatura ambiente ou colocados num recipiente esterilizado onde o ar possa circular durante o armazenamento.

- **Conservação** - Os esfregaços devem ser enviados para análise o mais rapidamente possível. São armazenados à temperatura ambiente se forem enviados no prazo de 4 a 6 horas, ou refrigerados (não congelados) se forem armazenados durante mais de 6 horas.
- **Amostra de ADN de controlo** - Uma amostra de ADN da vítima de mordedura é normalmente recolhida por um terceiro para fins de investigação. Esta amostra, normalmente sangue total ou tecido, é também utilizada para avaliar misturas de ADN provenientes de amostras de mordeduras. O odontologista não é obrigado a recolher qualquer outra forma de amostra de controlo da vítima.

4.1.1.5 Impressões de feridas de mordedura As diretrizes do comité da ABFO para impressões são as seguintes. [10]

Devem ser tiradas impressões da superfície da mordida, se se afigurar que tal pode fornecer informações úteis.

- Os materiais de impressão utilizados devem estar em conformidade com as especificações da American Dental Association e ser mencionados no relatório.
- O material de impressão deve ter uma base adequada para reproduzir com exatidão os contornos do corpo.
- O material utilizado para fabricar o estojo deve representar exatamente a área da impressão e em conformidade com a as instruções do fabricante.
- Se for possível uma mordedura auto-infligida, Devem ser tiradas impressões dos dentes da pessoa.

As impressões só devem ser tiradas após a realização das primeiras fotografias e dos primeiros esfregaços. Uma vez recolhidas as impressões digitais, deve ser considerada a possibilidade de efetuar um registo fotográfico após a recolha da impressão digital. O investigador deve ter em conta que é muito provável que a orientação espacial do corpo da vítima no momento da lesão seja diferente da orientação no momento da recolha das impressões digitais.

Se parecer que estão presentes caraterísticas tridimensionais na mordida, devem ser efectuadas impressões tecidulares. É aconselhável utilizar um material de impressão que não seja deformável a longo prazo, como o polivinilsiloxano, e efetuar pelo menos dois moldes em pedra, uma impressão virgem que será mantida intacta e em perfeitas condições para eventual apresentação pelo perito em tribunal e uma impressão de trabalho que será utilizada para analisar a marca de mordedura.

Para preparar a área para a impressão, todos os pêlos devem ser removidos e a área deve ser lavada e seca. O material de moldagem dentária é aplicado na área e tem de endurecer. Quando o endurecimento final for atingido, deve ser aplicado um suporte rígido e duradouro, como gesso dentário, produtos termoplásticos como malha ortopédica ou material de moldagem dentária, sobre o material de moldagem para o estabilizar.

Após a remoção da impressão, podem ser efectuados moldes de gesso. Um dos moldes é guardado em segurança e o outro é utilizado para análise. A orientação anatómica, o número do caso, a data, outros dados de identificação relevantes de acordo com as orientações locais e as iniciais da pessoa que fez a impressão são registados na impressão e nos moldes subsequentes para autenticar ambos na *cadeia de provas.*[1]

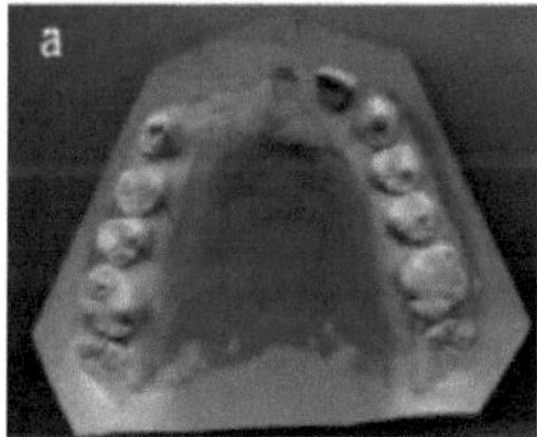

Fig. 9 Impressões em pedra de uma marca de mordedura suspeita

Arco maxilar[11]

4.1.1.6. remoção de amostras de tecido numa Vítima falecida

Nalguns casos, pode ser necessário remover a mordedura de uma vítima falecida para facilitar a recolha de provas e ajudar na investigação que liga um possível mordedor à lesão.

A mordida e os tecidos adjacentes são fixados a um anel de plástico rígido antes de serem cortados para preservar a orientação do tecido lesionado. O material plástico utilizado para estabilizar o tecido é geralmente acrílico ou termoplástico de endurecimento a frio, que é aquecido, adaptado ao tecido a ser tratado e depois arrefecido. O tecido é fixado ao anel com cola de cianoacrilato, cosido ao anel e depois excisado. O tecido cortado é conservado em fixador de tecidos, colocado num saco de plástico selado e armazenado. A maior distorção do tecido ocorre quando o tecido é excisado sem fixador. O tecido excisado pode ser examinado por transparência, iluminando a partir do lado da pele ou do lado interior do tecido. A visualização a partir do lado da pele do tecido permite orientar a mordida e ver mais claramente os diferentes padrões de sangramento causados pelos dentes.[1]

4.1.2. Recolha de provas de mordeduras potenciais ou suspeitas

Antes de recolher as provas do suspeito, o odontologista deve assegurar-se de que dispõe do mandado de busca, da ordem judicial ou do consentimento da pessoa legalmente responsável. O documento judicial ou o consentimento deve ser suficiente para permitir a recolha das provas a seguir enumeradas:

4.1.2.1. Registos dentários

Sempre que possível, devem ser obtidos os registos dentários da pessoa em causa.

4.1.2.2. História

Informe-se sobre qualquer tratamento dentário efectuado após ou próximo da data da marca de mordedura.

4.1.2.3. Fotografia

Sempre que possível, devem ser tiradas fotografias extra-orais de alta qualidade, tanto da face inteira como do perfil. As fotografias intra-orais devem incluir, de preferência, uma vista frontal, duas vistas laterais, uma vista oclusal de cada arcada dentária e outras fotografias que possam fornecer informações úteis. Também é útil fotografar a abertura interincisal máxima com uma escala. Se forem utilizados materiais inanimados, como alimentos, para as mordidas de teste, os resultados devem ser fotografados.

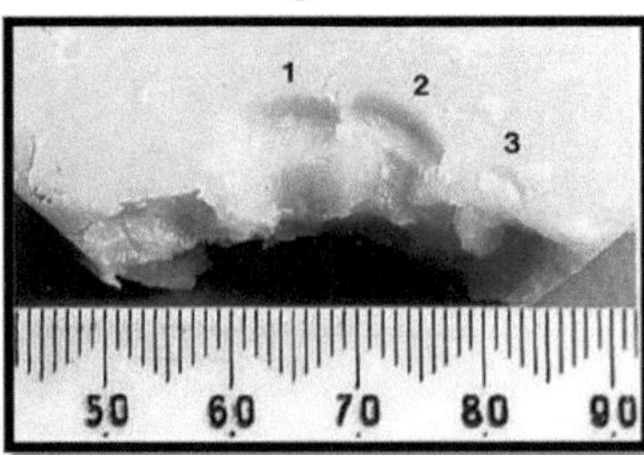

Fig. 10 Marca de mordida de queijo - A fotografia mostra as cavidades dos dois incisivos centrais superiores (1 e 2).

2) . A marca em 3 indica a cúspide pontiaguda de um canino.

- As fotografias dos dentes devem ser tiradas pelo dentista forense ou sob a direção do odontologista.
- Ao tirar fotografias, é possível utilizar um equilíbrio.
- Para além *da* fotografia convencional e/ou digital, também podem ser utilizadas imagens de vídeo para documentar a dentição. [10]

4.1.2.4. Exame oral suplementar

Deve incluir a observação e o registo de factores significativos dos tecidos moles e duros que possam influenciar a dinâmica da mordida, tais como o estado da articulação temporomandibular, a assimetria facial, o tónus muscular e o equilíbrio. A abertura máxima da boca deve ser medida, tendo em conta os desvios na abertura ou fecho e as desarmonias oclusais significativas. A presença de cicatrizes faciais ou sinais de cirurgia deve ser registada, assim como a presença de pêlos faciais.[10]

4.1.2.5. Exame intra-oral

- Nos casos em que tenha sido recolhida saliva da vítima, deve também ser recolhida saliva do suspeito.
- A língua deve ser examinada quanto ao seu tamanho e função. Quaisquer anomalias, como a anquiloglossia, devem ser registadas.
- A condição periodontal deve ser monitorizada, particularmente no que diz respeito à mobilidade e às áreas inflamadas ou hipertrofiadas. Se faltarem dentes anteriores ou se estes estiverem muito degradados, é também importante determinar há quanto tempo existem estas condições.
- Se possível, é aconselhável fazer um diagrama dentário dos dentes do suspeito para permitir um exame completo da dentição.[10]

4.1.2.6. Impressões

Sempre que possível, devem ser efectuadas pelo menos duas impressões de cada arcada dentária, utilizando técnicas de impressão dentária reconhecidas. A relação interoclusal deve ser registada.

- As impressões dentárias devem ser efectuadas pelo dentista forense ou sob a sua supervisão.[10]

4.1.2.7. picadas de teste ou amostra

Ao recolher provas relacionadas com um caso de mordedura, é útil recolher amostras de mordeduras de todos os possíveis mordedores. As mordeduras de teste podem ser feitas diretamente, pressionando o produto de mordedura contra os dentes na boca, ou indiretamente, utilizando impressões em pedra.

Os espécimes de mordedura são geralmente preparados num meio de cera, como Aluwax (Grand Rapids, MI), cera de placa de base cor-de-rosa ou Coprawax (South Bend, IN). A cera ou outro material é utilizado para analisar a posição, a forma e a orientação dos bordos incisais dos dentes do mordedor em relação à ferida. As amostras de mordedura são comparadas com o padrão de lesão da marca de mordedura para verificar uma possível ligação entre um mordedor suspeito e a marca de mordedura. As mordeduras de teste podem ser efectuadas com modelos de pedra dos dentes do mordedor na pele de um indivíduo. Os bordos afiados dos modelos de pedra são pressionados contra a pele e o padrão resultante é comparado com a mordedura a ser examinada. As mordeduras de teste na pele podem simular a dinâmica da mordedura da pele em comparação com as mordeduras de teste estáticas em cera ou noutros suportes.[1]

Estudo de ocupação

- Os modelos principais devem ser efectuados com um molde de gesso de tipo III aprovado pela American Dental Association, preparado de acordo com as especificações do fabricante e utilizando técnicas dentárias reconhecidas.
- Para estudos específicos, podem ser efectuadas impressões adicionais em materiais adequados.
- Se forem necessários modelos adicionais, estes devem ser duplicados a partir dos modelos originais, utilizando procedimentos de duplicação reconhecidos. A rotulagem deve indicar claramente qual o modelo original que foi utilizado para produzir um duplicado.
- Os dentes e os tecidos moles adjacentes do modelo de referência não devem ser alterados por escultura, corte, marcação ou qualquer outra modificação.[10]

4.1.2.8. Amostras de saliva

- É necessária uma amostra do ADN do suspeito para comparação com os vestígios biológicos encontrados no local do crime e que se acredita serem provenientes do suspeito. A melhor fonte de provas de ADN é o sangue total. Regra geral, esta amostra de ADN do suspeito é recolhida de outras pessoas com base num mandado de captura. Atualmente, não é necessário que o odontologista recolha uma amostra de saliva quando examina o suspeito.[10]

4.2. Análise das provas da Bitemark

4.2.1. Diretrizes para a análise Bitemark.

4.2.2. Técnicas de análise.

4.2.3. Resultados da análise Bitemarks.

4.2.4. Redigir e apoiar um parecer de um perito.

A análise de marcas de dentadas envolve a comparação de marcas de dentadas com marcas suspeitas para determinar se existe uma correlação. A análise inclui a visualização e comparação, a elaboração de um relatório pericial e, frequentemente, uma declaração ao tribunal.

4.2.1 Orientações para a análise Bitemark[10]

A ABFO aconselha os odontologistas forenses a familiarizarem-se com os métodos de análise mais comuns e a utilizarem métodos de análise adequados. Todas as provas analisadas e os métodos específicos de análise devem ser incluídos no relatório final. Antes de redigir um relatório pericial, devem ser revistas todas as provas disponíveis relacionadas com a marca de mordedura.

O odontologista deve registar e descrever este facto:

1. Dados de identificação (número do processo, agência, nome do(s) auditor(es), etc.).
2. Localização da Bitemark
   - local anatómico ou objeto mordido
   - Contorno da superfície: (por exemplo, plano, curvo ou irregularmente)
   - Caraterísticas do tecido
3. Forma (redonda, ovoide, meia-lua, irregular) Cor (por exemplo, vermelho, roxo) e tamanho (vertical ou horizontal). horizontal).
4. tipo de lesão (por exemplo, abrasão, contusão e laceração)
5. Outras informações, conforme indicado (por exemplo, caraterísticas tridimensionais, condições invulgares, obtidas a partir de tecido excisado, radioscopia).

A ABFO fornece uma lista de **termos que indicam o grau de confiança de que uma infração é uma marca bitcoin**. Estes termos são

Bitemark - Os dentes criaram o padrão; outras possibilidades foram consideradas e excluídas.

- ***os critérios***: O modelo ilustra de forma conclusiva :

a) As caraterísticas clássicas. b) Todas as caraterísticas, ou c) As caraterísticas de classe típicas das arcadas dentárias e dos dentes humanos, numa disposição adequada, de modo a serem reconhecíveis como uma impressão da dentição humana.

Sugestivo - O padrão sugere uma marca de mordedura, mas não existem provas suficientes para tirar uma conclusão definitiva nesta fase.

- *Critérios:* a forma e o tamanho gerais estão presentes, mas

As caraterísticas distintivas, como as impressões dentárias, estão ausentes, incompletas ou distorcidas, ou algumas impressões assemelham-se a impressões dentárias, mas a forma da arcada está ausente.

Sem marcas de mordidelas - Os dentes não criaram o padrão. [10]

O primeiro passo em qualquer análise consiste em determinar se a ferida é uma marca de mordedura e, em seguida, decidir sobre o seu significado forense. Se estiverem disponíveis uma ou mais impressões dentárias do suspeito e a impressão da mordedura for adequada

para o analisar, podemos começar por efetuar uma comparação de sobreposições. [11]

4.2.2 **Técnicas de análise**

4.2.2.1. **Sobreposição**

Os métodos mais comuns para comparar a dentição de um suspeito de morder com uma ferida de mordedura incluem uma forma de técnica de sobreposição. As sobreposições podem ser efectuadas de várias formas diferentes.

A utilização de **registos manuais** foi largamente abandonada em favor de métodos menos subjectivos.[1]

4.2.2.1.1. A **técnica de fotocópia** descrita por Dailey (1986) é um procedimento simples que envolve a criação de diapositivos utilizando uma fotocopiadora comum de escritório para comparar dentes suspeitos com provas recolhidas da mordida amostrada.

O primeiro passo consiste em determinar a exatidão com que o dispositivo reproduz o material original. Uma vez que a análise de marcas de mordedura é uma análise interpretativa de um padrão de lesão e não uma comparação métrica puramente quantitativa, é aceitável uma precisão de 99% da fotocópia. O dentista coloca então os moldes de gesso da mordida suspeita no vidro da fotocopiadora, com as bordas incisais viradas para baixo. Deve ser usado algum tipo de marcador ou dispositivo para marcar a direita e a esquerda para facilitar a orientação correta durante este procedimento e mais tarde na sobreposição. Os autores utilizaram a escala ABFO e dispuseram-na como um L maiúsculo, colocando-a junto aos dentes esquerdos das impressões dentárias. Essa

disposição foi coberta com um pano branco e fotocopiada. A cobertura com um pano garante a melhor imagem possível.
A fotocópia é colocada de cabeça para baixo numa caixa de luz. O dentista liga a caixa de luz e a imagem fotocopiada aparece agora através do papel. Os bordos incisais são cuidadosamente delineados a tinta preta com um lápis fino. As superfícies oclusais de todos os dentes incluídos no registo da mordida são traçadas. A orientação direita/esquerda e todas as outras informações relevantes são copiadas.
A superfície do papel com as margens cortadas marcadas é colocada contra o vidro da fotocopiadora. Uma folha transparente para uma fotocopiadora de papel é colocada no tabuleiro de papel. O dentista faz uma fotocópia para criar a sobreposição transparente. [1]
O objetivo de qualquer técnica de sobreposição é a reprodutibilidade e a eliminação da subjetividade no processo de fabrico. O moderno scanner de computador substituiu a fotocopiadora da técnica de Dailey.[1]

4.2.2.1.2. **As técnicas de imagem digital**, tais como a utilização de software (ADOBE Photoshop) e dispositivos de aquisição de imagens, criaram um método mais avançado e preciso para evitar inconsistências e permitir que o examinador utilize funções informáticas para comparação com um microscópio.

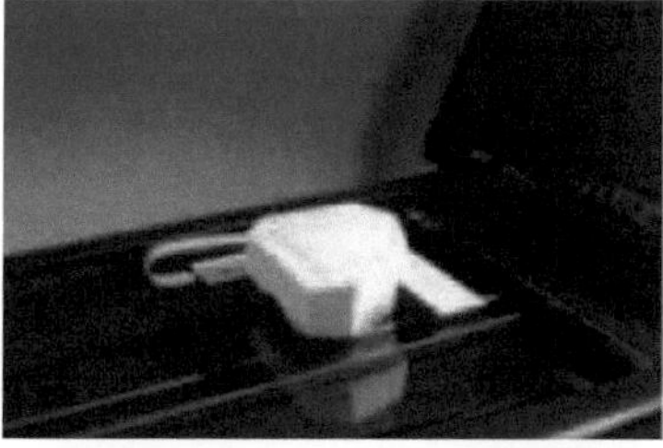

Fig. 11 Digitalização da impressão (escala ABFO para controlo da graduação) [11]

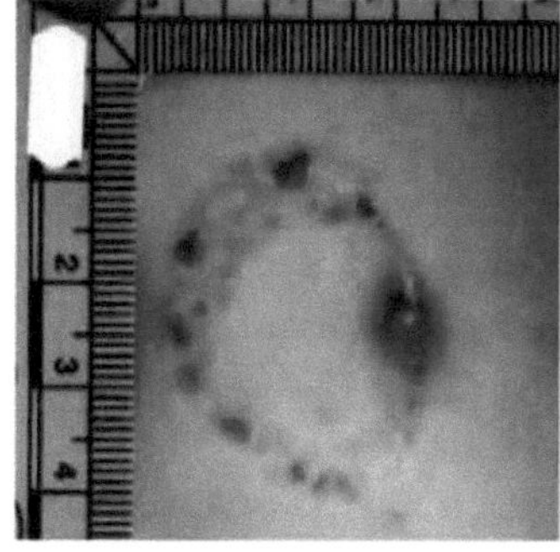

(a)

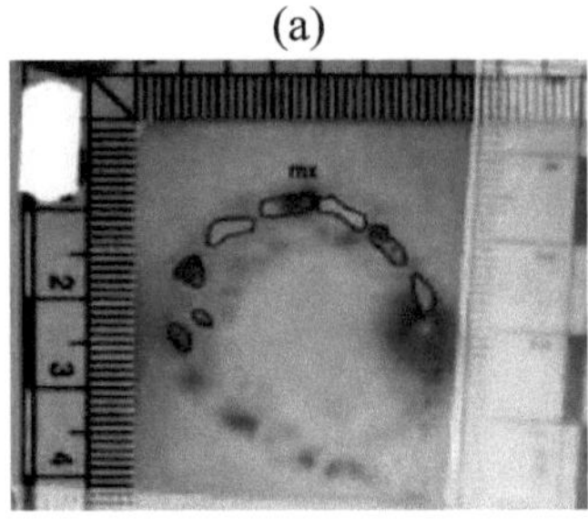

(b)

[11]Fig. 12 Estudo de caso Bitemark :

(a) Fotografia de uma marca de dentada com caraterísticas únicas da dentição e, por conseguinte, de grande importância forense - uma marca de dentada positiva ;

(b) a sobreposição criada digitalmente do maxilar superior do suspeito, colocada na fotografia à escala e mostrando uma correspondência positiva de caraterísticas distintas sem discrepâncias inexplicáveis. O suspeito é identificado como o mordedor óbvio.

O sistema de análise de mordida computorizada oferece as seguintes vantagens:

- Criar meios precisos para medir os parâmetros físicos das provas do local do crime,
- corrige as distorções fotográficas e as frequentes discrepâncias de tamanho,
- ajuda a excluir qualquer subjetividade por parte do examinador,
- melhora o controlo da visualização da imagem,
- normaliza os procedimentos de comparação,
- ajuda a estabelecer a reprodutibilidade dos resultados entre diferentes examinadores
- é ideal para a transmissão e o arquivo electrónicos.[16]

4.2.2.1.3. a **técnica radiográfica** que consiste em pintar limalhas metálicas em cavidades de oclusão de teste feitas de gesso, discos de cera ou outros materiais". Foi igualmente utilizada a coloração dos bordos incisais dos dentes anteriores em modelos de pedra dos dentes de um suspeito e a impressão dos bordos coloridos em diferentes materiais". Foram descritas várias técnicas fotográficas, bem como um método que utiliza tomodensitogramas". [1]

1.1.1.2. Análise métrica

Os dentes do mordedor suspeito devem ser cuidadosamente inspeccionados para identificar caraterísticas individuais. O tamanho de cada dente deve ser medido. Qualquer desvio da norma percebida deve ser descrito verbalmente e metricamente em pormenor. A análise métrica é facilitada pela utilização de um paquímetro de ponta fina ou de um instrumento semelhante, como um compasso, em conjunto com uma régua científica. Posteriormente, estas medições efectuadas nos dentes do suspeito podem ser comparadas com os resultados das marcas de mordedura.[1]

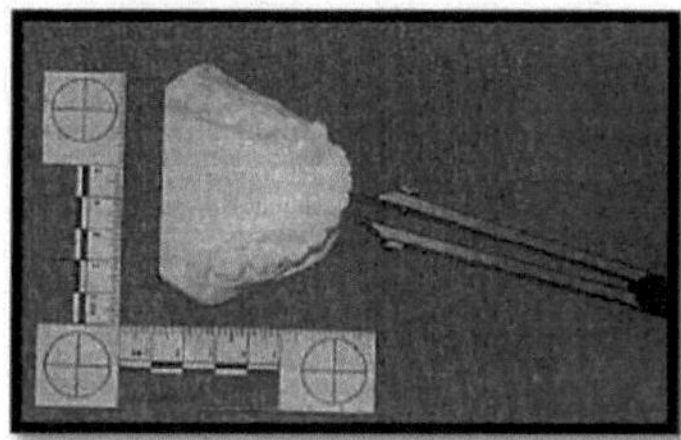

Fig. 13 Utiliza-se um compasso para medir a dimensão do arco,

dentes individuais, diastemas, etc. durante o processo de comparação.

1.1.1.3. Análise de modelos bitemark em três dimensões (3D)

A base da análise da marca de mordida é a relação global entre a lesão da marca de mordida e os dentes que causaram a lesão. A informação tridimensional (3D) das fotografias (que apenas contêm informação 2D), em particular a informação sobre o plano incisal dos dentes do mordedor, perde-se.

Um ou mais dentes podem ficar impressos na pele antes de um dente vizinho começar a tocar o tecido. Se os dentes continuarem a afundar-se na pele, este dente vizinho pode deixar a sua impressão ou permanecer sem impressão se não tocar no tecido.

É necessário fazer esta avaliação para cada dente associado a marcas na lesão de mordida. É igualmente importante compreender que a ausência de uma única marca no padrão da lesão não significa que o dente associado esteja ausente. O dente pode estar localizado abaixo do plano oclusal devido a uma fratura ou mau posicionamento do dente.

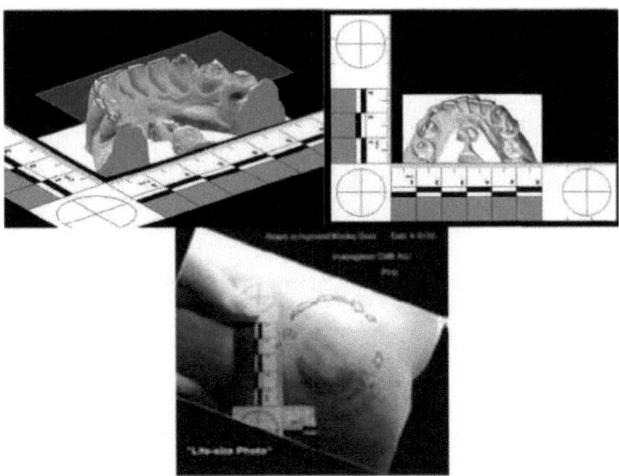

Fig. 14 Análise de marcas de dentadas utilizando digitalizações 3D (As sobreposições são comparadas com a fotografia das picadas).

As mordeduras de teste podem muitas vezes complementar a perda da terceira dimensão nas fotografias da lesão e verificar uma possível ligação entre um mordedor suspeito e uma lesão por mordedura.

Quando uma mordida tem uma qualidade 3D, **a microscopia eletrónica de varrimento (MEV)** pode ser utilizada como um método para identificar os detalhes mais finos a partir de impressões em gesso do local da mordida.

De seguida, as impressões dos dentes do suspeito mordedor podem ser sujeitas a uma análise semelhante para as comparar com as marcas de mordedura. No trabalho citado, a análise forense dos dentes de caraterísticas identificadas por SEM atribuiu com sucesso o alegado mordedor à marca de mordedura.

A identificação de caraterísticas individuais quase imperceptíveis por estudos de MEV e o efeito em cascata de provas adicionais através de uma ampliação cada vez maior confirmaram a sua utilidade como um instrumento no arsenal do dentista forense. A disponibilidade limitada e o custo elevado associados à microscopia eletrónica de varrimento limitaram a sua utilização.[1]

1.1.1.4. Marcas de mordedura e análise de ADN

Diz-se que as mordeduras humanas têm valor de prova forense e biológica. Quando uma pessoa morde, beija ou chupa, a saliva deposita-se na superfície da pele. Foi demonstrado que estes vestígios estão presentes em quantidade e qualidade suficientes para permitir a tipagem por PCR do ADN presente na saliva. Foram realizados trabalhos pioneiros na utilização do ADN nas picadas para evitar a subjetividade das análises tradicionais. A técnica do esfregaço duplo revelou-se um método eficaz para obter estes vestígios salivares tanto da pele como de objectos inanimados. Esta técnica é, portanto, uma adição valiosa ao arsenal do dentista forense. Uma vez analisado o ADN salivar e estabelecido o perfil de ADN do remetente, este resultado pode ser comparado com o perfil de ADN dos suspeitos.[11]

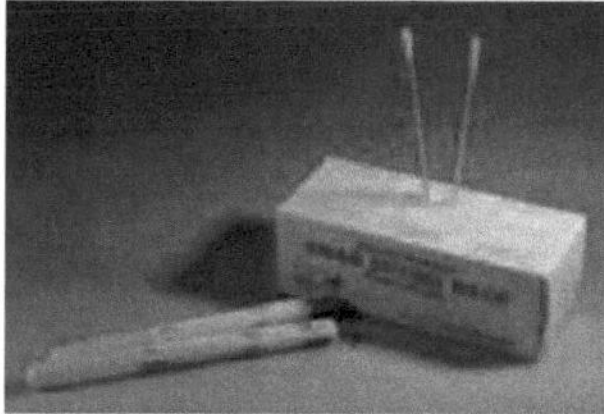

Fig. 15 Recolha de ADN de vítimas e suspeitos de mordeduras. Duplo esfregaço seco antes de ser colocado no saco de recolha selado. [11]

4.2.3. Resultados da análise Bitemarks

Uma vez recolhidas e analisadas as mordeduras, o patologista forense comunica os resultados da análise da mordedura.

Todos os resultados da análise devem ser coerentes para demonstrar uma ligação entre o alegado mordedor e a mordedura. O teste de sobreposição deve demonstrar uma correlação entre a orientação mesial-distal e vestibular dos dentes do mordedor e a lesão da mordedura, bem como a coerência da análise métrica e a coerência dos testes de orientação tridimensional, etc., para cada teste efectuado.

Não devem existir discrepâncias inexplicáveis entre os diferentes testes para que o suspeito da mordedura possa ser incluído no contexto. Qualquer incoerência nos testes excluiria um suspeito como fonte da mordedura.

A metodologia científica previne o examinador contra qualquer preconceito externo que possa levar a um resultado falso positivo ou falso negativo, o que invalidaria o exame científico e os resultados associados.

Uma forma de validar que os resultados da análise da marca de mordida são fiáveis, exactos e imparciais é utilizar uma segunda opinião. Apenas a marca de mordedura e as provas associadas são apresentadas a um segundo dentista forense com experiência igual ou superior em marcas de mordedura, e o dentista forense efectua uma análise completa e independente.

Idealmente, os resultados da segunda avaliação devem coincidir com os da primeira e confirmar a validade e a exatidão da primeira.[1]

4.2.4. Elaborar e fundamentar um relatório de peritagem

Uma vez concluída a análise das marcas de mordedura e validada por um segundo perito, o dentista forense deve examinar todo o material do processo e os resultados associados, a fim de determinar a validade do parecer do perito. Quão conclusiva é a mordida e existem caraterísticas únicas na mordida que possam ser associadas a dentes individuais? Como é que estas caraterísticas únicas se correlacionam com todas as mordidas suspeitas? [1]

Os odontologistas têm uma série de conclusões que podem ser usadas para associar um suspeito mordedor a uma marca de mordida.

Os relatórios de peritos da Biter-All indicam com certeza suficiente que o suspeito é um mordedor.

O ***provável mordedor (mais provável do que não)*** - O suspeito mais provável causou a mordedura; a maioria das pessoas na população não permitiria tal mordedura.

Como mordedor, não está fora de questão - dentes como os do suspeito podem estar na origem de uma impressão digital como a que foi examinada, mas o mesmo pode acontecer com outras dentaduras.

Excluído como mordedor (excluído) - Existem discrepâncias entre a marca de mordedura e a dentição do suspeito, o que exclui a possibilidade de a pessoa ter deixado a marca.

Inconclusivo - Não existem detalhes ou provas forenses suficientes para estabelecer uma ligação entre a dentição do suspeito e a mordedura.

Certeza médica razoável (para além de qualquer dúvida razoável) - O suspeito é identificado pela mordedura para todos os efeitos práticos e razoáveis - qualquer perito com formação e experiência semelhantes que avalie os mesmos elementos de prova deve chegar à mesma conclusão de certeza.

Uma vez redigido o parecer, este é definido utilizando a terminologia da ABFO (descrita acima) e deve incluir o suporte científico que conduziu ao parecer. Termos que garantam a identificação incondicional de um autor, ou sem qualquer dúvida, não são permitidos como conclusão final, e mesmo termos utilizados de forma diferente das diretrizes recomendadas devem ser explicados no corpo de um relatório ou num testemunho.[1, 10]

Política de revisão de casos ABFO-Bitemark

O Comité Ad Hoc de 2.º Parecer propôs que os relatórios Bitemark fossem examinados por um segundo diplomata da ABFO. O perito não emitirá um segundo parecer (embora o possa fazer se assim o desejar), mas efectuará uma verificação técnica da análise realizada. Esta verificação voluntária determinará se a análise e o relatório respeitam as normas, as diretrizes, a metodologia e a terminologia da investigação Bitemark, tal como exigido pela ABFO.

Esta política será revista para determinar se deve tornar-se uma orientação permanente.[10]

4.3 Relatórios sobre conclusões e pareceres - Preparação do sistema jurídico[10]

Depois de efetuar uma peritagem, o dentista forense elabora um relatório escrito que resume a peritagem e a sua fundamentação científica.

4.3.1. Orientações da ABFO para a investigação e os relatórios finais Bitemark[10]

Estas orientações são propostas para a forma e o conteúdo do relatório, que pode ser dividido nas seguintes secções:

- **Introdução**
  Esta secção contém as informações básicas "quem, o quê, quando, onde e porquê" relacionadas com o processo.
- **Inventário das provas recebidas**
  Esta secção enumera todos os elementos de prova recebidos pelo odontologista forense e indica a fonte desses elementos.
- **Inventário das provas recolhidas**
  Esta secção enumera a natureza, a fonte e a autoridade das provas recolhidas pelo odontologista forense.
- **Parecer sobre o tipo de prejuízo(s) incluído(s) na amostra**
  Esta secção apresenta a opinião do autor sobre se as lesões com padrão em questão são mordeduras, utilizando a terminologia da ABFO. Nesta parte do relatório, é utilizado apenas um termo comparativo para cada opinião.
- **Métodos de análise**
  Esta secção descreve os métodos de análise das lesões amostradas que foram identificadas como mordeduras.
- **Resultados da análise**
  Esta secção descreve os resultados das comparações e análises.
- **Declaração de posição**
  Esta secção apresenta a opinião do autor sobre a relação entre uma ou mais marcas de mordedura e um ou mais suspeitos de mordedura, utilizando a terminologia da ABFO para marcas de mordedura. Nesta parte do relatório, é utilizado apenas um termo comparativo para cada opinião.
- **Exoneração de responsabilidade**
  Podem ser incluídas declarações de exoneração de responsabilidade para tornar claro que a(s) opinião(ões) se baseiam em provas analisadas à data do relatório. O autor pode reservar-se o direito de apresentar relatórios alterados se estiverem disponíveis provas adicionais.

5. QUESTÕES DE JURISPRUDÊNCIA E ESTATUTO JURÍDICO DAS PROVAS DE MARCAS DE FOGO

Se o caso Bitemark avançar para o sistema judicial, poderá ser necessário apresentar uma declaração juramentada ou um testemunho de um perito sobre

o exame científico das provas e a forma como se chegou às conclusões do parecer.
Para as declarações juramentadas e testemunhos, o dentista forense deve estar preparado para mostrar o que foi feito durante o exame, incluindo fotografias, sobreposições, mordidas de teste, imagens de computador e outros testes efectuados.[1]

5.1. Admissibilidade das provas Bitemark em tribunal - Os novos métodos científicos devem ser submetidos a um escrutínio e análise rigorosos para poderem ser admitidos como prova em processos judiciais e para proteger os arguidos de condenações injustas. Os juízes não dispõem, em geral, de conhecimentos suficientes para avaliar o valor científico dos novos métodos e têm de recorrer a peritos no âmbito de diretrizes judiciais reconhecidas.
A relevância e a admissibilidade de novas formas de provas científicas dependem da sua aceitação geral pela comunidade científica relevante. O primeiro caso que tratou da admissibilidade da prova Bitemark foi um caso do Texas de 1954, Doyle vs Estado (como já descrito na história da Bitemark), e centenas de outros se seguiram.[8]

5.2. Regras de prova-

O método científico é uma ferramenta utilizada pelos tribunais para avaliar a validade dos métodos de um perito e a fiabilidade dos resultados. Existem duas regras: *Frye* e a jurisprudência atual *(Daubert).*
O caso *Frye* é uma lei antiga. Neste caso, foi introduzido um teste *geral* de aceitabilidade, segundo o qual as provas científicas só são admissíveis se forem geralmente aceites pela comunidade científica em causa.
Num outro processo, *Kelly,* foram posteriormente definidos outros factores para o reconhecimento judicial de pareceres científicos. São necessários três elementos para satisfazer *Kelly:* (1) a teoria científica subjacente é válida, (2) a técnica através da qual a teoria é aplicada é válida e (3) a técnica foi corretamente aplicada à ocasião em questão.
O aparecimento da análise de perfis de ADN na identificação de criminosos e as consequências da *jurisprudência Daubert* chamaram a atenção dos tribunais para a natureza das provas científicas em relação à opinião pessoal. *A jurisprudência Daubert* tem em conta quatro factores: a. A testabilidade dos métodos utilizados, b. A determinação da taxa de erro desses métodos e dos resultados,

c. aceitação dos métodos pela comunidade científica em causa; e
d. Existência de análises pelos pares e de publicações

relevantes sobre o assunto.

Por conseguinte, a presente lei clarifica a técnica e os resultados que podem ser explicados com suficiente clareza e simplicidade para que o tribunal e o júri compreendam o seu significado claro.[1]

5.3. Compreender os limites científicos da afirmação de Bitemark -

Há uma série de questões científicas relacionadas com a análise das mordidas.

5.3.1. Precisão da pele humana como suporte para o registo de mordidas

No caso de agressão física com lesões cutâneas, a anatomia e a fisiologia da pele e a posição da vítima influenciam os pormenores e a forma da mordedura. É por isso que, ao trabalhar nos casos e redigir os relatórios, é necessário verificar ou observar experimentalmente a extensão do desvio de posição como num caso real de mordedura. É difícil utilizar uma vítima viva para uma reconstrução, e um indivíduo falecido não estaria obviamente disponível. Outro problema é a precisão dos pormenores da mordedura. A pele é um material de impressão pouco fiável. Na altura da fotografia original, a ferida pode ser uma série de hematomas avermelhados. Raramente existe uma presença tridimensional (por exemplo, um trabalho dentário) que possa ser utilizada para obter mais pormenores. [1]

5.3.2. A singularidade da dentição humana

A segunda base da análise das marcas de mordida é o facto de a disposição geral da dentição de uma pessoa dar um *perfil dentário.*

Nem todas as mordeduras têm o valor forense necessário para identificar uma pessoa; isto é confirmado pelo facto de a maior parte das peritagens dentárias para identificação de mordeduras serem do tipo *"excluir"* ou *"excluir"*: o arguido tem alguma semelhança com caraterísticas gerais visíveis no padrão da ferida. Este é o elo mais fraco possível e não prova que o arguido causou a mordedura, mas mantém o processo em curso.

Uma vez que as provas científicas tenham passado o teste de admissibilidade, há o debate sobre o peso (valor) forense que estas caraterísticas têm. A fiabilidade da perícia dentária baseia-se na experiência e, em geral, os jurados acreditam ou não nessa perícia devido a outros factores contidos na declaração do dentista. Estes factores incluem anos de experiência, uma apresentação convincente ao tribunal, a utilização correta da terminologia e o cumprimento rigoroso das regras de prova.[1]

5.3.3. Fiabilidade: aplicação do método científico à identificação de marcas de dentadas

As diretrizes e normas da ABFO estipulam que as normas profissionais devem

ser rigorosamente aplicadas.
Este documento contém recomendações sobre as técnicas e os comportamentos a adotar pelos dentistas forenses.
Não existe uma forma fiável de afirmar que uma ou mais impressões dentárias numa ferida possam ser claramente atribuídas a uma única pessoa. Devido a este vazio, os juízos de valor são muito comuns nos casos de mordedura. Uma forma popular de provar a fiabilidade científica é invocar os anos de experiência do perito. O perito viu mais mordeduras. Esta abordagem não tem em conta a ciência e é enganadora para um júri de leigos cuja função é distinguir a boa ciência da mera opinião.
Há falta de estudos científicos sobre este assunto. O valor informativo das marcas de mordedura varia muito em função dos pormenores encontrados em cada caso. Estes casos não são claros e constituem a base de opiniões não controladas e de uma fraca sensibilidade e especificidade de análise. [1]
Por conseguinte, enquanto não houver resultados de investigação significativos que demonstrem que as caraterísticas dos dentes são verdadeiramente independentes, não é possível atribuir uma certeza estatística às caraterísticas das superfícies de mastigação da dentição anterior ou às impressões que estes dentes deixam na pele.[6]

REVISÃO DA LITERATURA

PREVALÊNCIA DE MORDEDURAS POR SERES HUMANOS

Um estudo analisou as mordeduras humanas de acordo com o tempo, o local e as caraterísticas da vítima. Como resultado, foram incluídos no estudo 892 casos de mordeduras humanas notificados ao Departamento de Saúde da cidade de Nova Iorque em 1977. A incidência de ferimentos por mordedura na cidade de Nova Iorque foi estimada em 11,8 por 1.000 habitantes por ano. Verificou-se que as lesões por mordedura pareciam ser sazonais, aumentando em março e excedendo a taxa média mensal até agosto. A taxa de mordeduras em toda a cidade de 10,7 por 100.000 habitantes foi excedida em 5 dos 10 distritos sanitários de Brooklyn; um desses distritos registou uma taxa de 60,9 mordeduras por 100.000 habitantes. A maioria das mordidas ocorreu dentro de casa (63,2%). Em 72,8% dos casos de mordedura em que a atividade em recintos fechados era conhecida, a atividade era de natureza agressiva. Em todos os grupos etários, com exceção dos grupos etários dos 10-20 e 55-60 anos, os homens ultrapassaram as mulheres em termos de vítimas de mordeduras. As mordeduras nas extremidades superiores representaram 61,2% de todas as mordeduras. Com exceção da mão, as mordeduras do lado esquerdo foram mais numerosas do que as do lado direito. Os autores concluíram que um estudo sistemático dos relatórios de mordeduras humanas poderia igualmente servir como mecanismo de monitorização de comportamentos humanos agressivos e patológicos.[17]

Num estudo, os autores verificaram que a incidência de lesões por mordedura em crianças era de aproximadamente 1 mordedura/600 visitas aos serviços de urgência pediátrica na cidade de Nova Iorque. As lesões por mordedura distribuíam-se em 60% a 75% na mão e nas extremidades superiores, 15% a 20% na cabeça e no pescoço, 10% a 20% no tronco, 5% nas extremidades inferiores e 5% a 10% noutros locais. Também se registaram diferenças na taxa de infeção das mordeduras em seres humanos. No caso de uma mordedura na mão, a taxa de infeção foi de 28%, em comparação com apenas 4% no caso de uma mordedura no rosto. Depois de examinarem 50 mordeduras humanas, os autores concluíram que a taxa de infeção era de 50%, enquanto outro estudo revelou uma taxa de infeção de 17,7% em 434 mordeduras. [18]

LOCALIZAÇÃO ANATÓMICA DAS MORDEDURAS HUMANAS

Um estudo examinou a distribuição anatómica das mordeduras humanas, bem como a sua distribuição de acordo com a idade da vítima e o tipo de crime. Foram examinados e analisados registos de 92 exames consecutivos de mordeduras realizados por médicos legistas do Gabinete do Médico Legista do Condado de Los Angeles durante um período de doze anos (1970 a 1981). A faixa etária variava de um bebé de vários meses a uma vítima de crime sexual de 73 anos. A maioria das vítimas (9 homens e 15 mulheres) tinha idades compreendidas entre os 21 e os 30 anos, ou seja, 35,8% das 67 vítimas. Foram incluídas no estudo cerca de 164 mordeduras. Neste estudo, as mordeduras ocorreram principalmente durante crimes sexuais, abuso de crianças e outros tipos de altercações físicas. Cerca de 62,7% das vítimas eram mulheres e 37,3% eram homens. A maior percentagem de vítimas do sexo masculino foi mordida nos braços (36,7% dos casos) ou nos ombros (16,7% dos casos). Se olharmos para os casos individuais de vítimas do sexo feminino, as mordeduras foram mais frequentemente encontradas nos seios (19,2%), nos braços (15,1%) e nas pernas (11,0%). Analisando as mordeduras individuais, a classificação alterou-se a favor dos braços, pernas e seios. Este facto explica-se por uma maior proporção de mordeduras múltiplas nos braços e nas pernas, bem como por um desvio estatístico devido ao facto de um único caso apresentar pelo menos dez mordeduras nas pernas. Alguns casos tinham mordeduras múltiplas no mesmo local. Foi observada uma percentagem mais elevada de mordeduras nas extremidades (e costas) e uma percentagem ainda mais baixa nos seios do que na análise de casos individuais. Para além disso, 15 dos 67 casos (22,4%) tinham mordeduras em pelo menos duas e até seis partes diferentes do corpo. Trinta e dois casos (47,8%) envolviam crimes sexuais e nove casos (13,4%) envolviam abuso de crianças. Os autores concluíram que as mordeduras foram encontradas em praticamente todas as partes da anatomia humana. Por conseguinte, sugeriram que a pesquisa de mordeduras deveria abranger todo o corpo. [19]

Um estudo examinou os locais anatómicos das mordeduras humanas. Os autores utilizaram a base de dados jurídica "Lexis" e identificaram 101 casos de mordeduras dos tribunais de recurso dos EUA. Os casos incluídos no estudo abrangeram o período de 1972-1999 e os autores compararam os dados entre homens e mulheres, vítimas e agressores, adultos e crianças, bem como os tipos de crimes relacionados com mordeduras humanas. Verificaram que, em 48% dos casos de mordedura estudados, havia mais do que uma marca de mordedura. As marcas de mordedura foram encontradas em 81,3% dos casos em adultos e em 16,7% dos casos em crianças com idade inferior a 18 anos. Cerca de 28% das vítimas masculinas eram crianças, todas elas vítimas de maus tratos. Todas as crianças do sexo masculino tinham sofrido mordeduras nos

órgãos genitais. Entre as vítimas adultas (20% do total de vítimas masculinas), as mordeduras foram encontradas no braço e nas costas, geralmente no contexto de um homicídio ou de uma agressão física. Em 83% dos casos, as mordeduras ocorreram em mulheres. Em 7,5% dos casos, as vítimas tinham menos de 18 anos. As vítimas adultas do sexo feminino foram mordidas principalmente nos seios (40%), nos braços e pernas (27,4%), no rosto e pescoço (13%) e nos órgãos genitais (6%). As crianças do sexo feminino foram mordidas em quase todas as zonas, incluindo o rosto (21%), as pernas (17%), os braços (17%) e as nádegas (12%). Foram encontradas várias mordeduras na mesma localização anatómica.
Mais de 71% dos 69 casos envolveram mordeduras no peito em combinação com outras áreas, incluindo os órgãos genitais (29%), o pescoço (23%) e a face e a cabeça (12%). A mordedura foi associada aos seguintes tipos de crime: homicídio, incluindo tentativa de homicídio (53,9%), violação (20,8%), agressão sexual (9,7%), abuso de crianças (9,7%), roubo (3,3%) e rapto (2,6%). Os autores concluíram que as mordeduras humanas podem ser encontradas em quase todas as localizações anatómicas e que o tipo de crime, a idade e o sexo da vítima têm influência na localização anatómica provável de uma mordedura. Acreditam que esta informação será útil para odontologistas e patologistas forenses, médicos e patologistas forenses que necessitem de conhecer as localizações mais prováveis das mordeduras. [20]

Foi realizado um estudo para analisar a etiologia, a situação anatómica, a demografia das vítimas e o tratamento legal das mordeduras, a fim de atualizar e completar a investigação realizada até à data neste domínio. Foi enviado um questionário sobre mordeduras a todos os diplomatas do American Board of Forensic Odontology. As respostas continham informações pormenorizadas sobre duzentas e trinta e duas (259) mordeduras, incluindo setecentas (778) mordeduras individuais. Os questionários foram enviados a aproximadamente 1100 dentistas forenses em 26 países. A experiência forense dos dentistas variava de novatos a dentistas altamente experientes. Cinquenta e dois odontologistas forenses de sete países responderam. O número de casos relatados por cada inquirido variou de um a trinta e três, e o número médio de casos relatados foi de 4,5. A vítima masculina média era mais jovem do que a vítima feminina média. As vítimas do sexo masculino eram geralmente muito jovens ou muito idosas. A vítima mais nova era um menino de dois meses e a mais velha uma mulher de 95 anos. Os agressores eram mais frequentemente homens do que mulheres e havia uma média de 1,4 suspeitos por caso. A maioria das mordeduras foi infligida no braço, seguida do peito. Verificou-se também que os homens eram mordidos mais frequentemente no braço do que as mulheres e que as mulheres eram mordidas mais frequentemente no peito do que os homens. Os autores concluíram que as mordeduras foram encontradas em quase todas as partes do corpo e que pode haver uma única mordedura ou várias mordeduras num determinado caso, e que estas mordeduras foram encontradas tanto em vítimas como em autores de violência. Por conseguinte, os autores recomendam que, nos casos em que é encontrada uma única mordedura, se preste especial atenção à presença de outras mordeduras. [21]

FOTOGRAFIA DE MORDIDAS

O autor descreveu um caso em que foram encontradas marcas de dentes no antebraço de um agente da polícia assassinado. Foi feita uma comparação entre a marca de mordida e os incisivos inferiores do suspeito. O incisivo central inferior direito apresentava uma irregularidade evidente, não só invulgar, mas também típica da boca do suspeito. O pedaço de pele em causa foi retirado do corpo e conservado em formol a 10%. No tribunal, os dentes no modelo de gesso correspondiam bastante bem, mas não exatamente, às marcas de dentes na pele. Entretanto, tinham ocorrido alterações post mortem que provocaram um ligeiro encolhimento da pele utilizada como prova. No entanto, a prova parecia conclusiva quando o procurador disse ao tribunal que o exame de mais de 1000 bocas não tinha encontrado quaisquer outros dentes semelhantes aos do

a arguida, nomeadamente no que respeita às irregularidades já referidas. Além disso, o modelo de gesso dos dentes do arguido estava bastante bem adaptado. O advogado de defesa argumentou, no entanto, que as dimensões reais das impressões na pele e dos bordos de mordedura dos dentes do arguido diferiam consideravelmente. A disposição simétrica e o tamanho das marcas na pele poderiam ter sido causados por qualquer pessoa com uma dentição grosseiramente adaptada, ou mesmo por um cão. No seu veredito, os jurados não tiveram em conta a contração que ocorre depois de a pele ter sido cortada de um corpo e consideraram o réu inocente. O autor concluiu que este caso era um exemplo claro da necessidade de fotografar as mordeduras da pessoa assassinada o mais rapidamente possível e de preparar o processo contra o arguido com medidas lineares exactas e comparações pormenorizadas. [22]

Num estudo, os autores descreveram um método para comparar os dentes de um suspeito com marcas de dentadas encontradas na vítima. Primeiro, as impressões dentárias eram fotografadas no corpo, com uma régua colocada junto à impressão e depois ampliada. Esta régua era vital para garantir que a fotografia era "à escala real" e não se tinha esticado durante o processo de secagem. A impressão era então colocada sobre a fotografia para ver se coincidia ou não. Se coincidissem, os moldes dos dentes do suspeito, feitos de pedra artificial, eram envernizados para os proteger e os bordos oclusais dos dentes eram marcados com tinta de impressão. As vistas labial e oclusal do molde eram então fotografadas e ampliadas posteriormente. Os negativos foram impressos de modo a corresponderem ao tamanho da impressão fotográfica ampliada das feridas da vítima. A curvatura e o espaçamento dos dentes nas mordeduras foram comparados com a curvatura da arcada dentária e medidos da esquerda para a direita. As provas fotográficas obtidas por este método podem ser conservadas durante anos pela polícia e enviadas para todo o mundo para serem comparadas com os dentes do suspeito. É por isso que o autor concluiu que o método era simples, exato c, no entanto, de fácil compreensão para o leigo, e mostrou como chegar às conclusões. [23]

Foi examinado um caso para determinar o valor probatório de feridas de mordedura tiradas ao longo do tempo e em três comprimentos de onda diferentes de luz. As feridas da vítima feminina de uma agressão sexual foram fotografadas a cores visíveis, a preto e branco, a UV e a IV. Os resultados mostraram diferentes graus de preservação das provas. No primeiro dia, as fotografias tiradas à luz visível produziram imagens claras que tinham algum valor probatório. Nas fotografias de UV, as feridas não estavam imortalizadas com um elevado grau de evidência. As fotografias IR mostraram um padrão claro de dois pares de marcas e imagens ténues da segunda mordedura nesta área. As feridas foram novamente fotografadas no oitavo dia. As marcas difusas ainda estavam presentes, mas a observação à luz visível não mostrou sinais claros, ou seja, as lesões tinham-se dissipado claramente. Não foram tiradas fotografias à luz visível. Os autores tiraram novas fotografias com luz UV e IV. As novas fotografias de UV mostraram um pormenor notável das lesões. As novas fotografias de infravermelhos mostraram muito menos pormenores do que as fotografias de infravermelhos tiradas no dia do ataque.

No trigésimo primeiro dia, os autores não encontraram sinais de lesão na área da mordida sob luz visível. Por conseguinte, não foram tiradas fotografias visíveis ou de infravermelhos. As novas fotografias UV ainda mostravam padrões de lesão nas áreas de ambas as marcas de mordida, embora o pormenor fosse menos significativo.

Os resultados deste estudo de caso mostram o valor da fotografia no restauro e preservação das mordidas como meio de documentação em futuros processos judiciais.[24]

Foi efectuado um estudo para normalizar uma técnica de fotografia ultravioleta (UV) de picadas na pele humana. Os autores efectuaram os testes iniciais em si próprios. O local da mordedura final foi imediatamente

fotografado utilizando fotografia convencional a cores e a preto e branco, bem como fotografia a preto e branco com reflexão ultravioleta. O local da mordedura foi fotografado após 1 hora, 6 horas, 12 horas, 24 horas, 48 horas e novamente uma vez por semana durante as 24 semanas seguintes.
Os autores testaram uma vasta gama de técnicas e materiais fotográficos. As fotografias ultravioletas tiradas imediatamente após a picada eram mais contrastadas e mais nítidas do que as fotografias a cores ou a preto e branco. Esta situação manteve-se durante as primeiras 12 horas. No segundo dia, já não havia marcas de mordedura reconhecíveis, apenas grandes manchas azuis que foram apagadas pela fotografia UV. As manchas azuis persistiram durante cerca de 12 dias. Não eram visíveis quaisquer marcas de mordedura, quer a olho nu, quer por fotografia UV.
Os autores verificaram que, no décimo sétimo dia, um padrão de mordedura começou a reaparecer nas fotografias UV. A intensidade e a nitidez do padrão de mordedura aumentaram, atingiram o pico após sessenta dias e depois diminuíram. Neste caso, foi utilizada luz ultravioleta de comprimento de onda longo (LUV) de 300 a 400 nm.
As marcas de mordedura que não eram visíveis sob iluminação normal apareciam sob a luz da lâmpada de Wood como estrias vermelhas na pele. Estas zonas podiam então ser agrafadas com uma caneta de feltro, para que o fotógrafo soubesse qual a zona a fotografar e o cirurgião qual a zona a biopsar. O material biopsado foi depois examinado utilizando várias técnicas para detetar sinais de hiperpigmentação, cicatrizes e cicatrização do colagénio. As imagens visíveis nas fotografias UV pareciam representar fibras de colagénio em cicatrização.
Os autores concluíram que esta técnica pode ser utilizada para salvar provas anteriormente consideradas inutilizáveis e que pode ser particularmente valiosa quando a vítima de um crime morde o seu agressor, que pode não ser preso durante vários meses. [25]

Os autores apresentaram um método para utilizar a fotografia ultravioleta reflexiva para a análise de mordidas. A fotografia reflexiva capta a reflexão e a absorção da luz UV por um objeto. Um corpo de câmara com sincronização de flash, adequado para fotografia normal a preto e branco, foi emparelhado com uma objetiva de qualidade adequada para fotografia de grande plano. Para que a fotografia UV reflectora fosse bem sucedida, era importante que apenas a luz UV de onda longa expusesse a película. A câmara tinha de ser estabilizada, o que sugeria a utilização de um tripé e de um cabo de libertação para obter resultados de qualidade. Foi colocada uma régua de alta qualidade junto à marca da picada, foi colocado um filtro na objetiva e foram feitas várias

exposições. Os melhores negativos foram selecionados e impressos.
Os autores concluíram que a fotografia ultravioleta reflexiva oferece muitas aplicações forenses potenciais, particularmente em casos de abuso de crianças, violação, homicídio e mordeduras, e permite indubitavelmente ao fotógrafo forense alargar as suas próprias competências e as da sua profissão. [26]

Foi efectuado um estudo para determinar a utilidade da informação fotográfica a partir de linhas de argila (impressão de linhas) de mordeduras. O objetivo dos autores era melhorar o contraste entre a coloração da mordedura e o tecido circundante, controlando seletivamente a fotografia da imagem original; os negativos de alto contraste resultantes poderiam ser utilizados para criar imagens gráficas de linhas de argila do perímetro da mordedura. Foram incluídas no estudo catorze mordeduras. Cinco foram causadas pelo próprio investigador, uma vez que não existiam casos forenses contemporâneos. Nove estavam presentes em quatro indivíduos falecidos. As catorze mordeduras foram primeiro tiradas da forma tradicional (fotografadas) e depois foi criada a película Toneline positiva da mordedura fotografada, com um contorno preto sobre um fundo transparente. Os autores fizeram então uma comparação direta entre as películas positivas e os dentes do suspeito.
Este estudo demonstrou que a fotografia de linhas de argila pode ser utilizada para delinear os contornos de uma mordida. O método era também pouco dispendioso. No entanto, havia problemas com a perda de pormenor nas sombras e a técnica nem sempre funcionava. Os autores concluíram, portanto, que a fotografia de mordedura com linha de tom era uma ferramenta poderosa, fácil de reproduzir e cujo valor residia na sua simplicidade de utilização e na assistência que poderia prestar a um juiz ou júri. [27]

Foi realizado um estudo para melhorar a precisão da preservação de provas fotográficas. O autor propôs a utilização de uma régua rígida (para maior precisão, uma vez que permite um paralelismo positivo entre esta e o plano do filme da máquina fotográfica) para determinar o tamanho relativo do objeto fotografado e também para uma ampliação precisa para obter impressões em tamanho real, a posição correta da máquina fotográfica em relação à escala e um método de avaliação da distorção numa impressão bidimensional que tomou um objeto tridimensional. Salientaram que a certificação da exatidão deve ser efectuada por um laboratório de metrologia com padrões rastreáveis ao Bureau of Standards, o que, por sua vez, aumenta a aceitação judicial da regra utilizada para as escalas fotográficas. Por conseguinte, o autor concluiu que estes factores devem ser tidos em conta no tipo de análise utilizado pelo odontologista forense e que a análise analítica sofisticada das marcas de mordedura só é válida na medida em que a exatidão é investigada aquando da recolha das marcas de mordedura. [28]

Um estudo comparou a aparência fotográfica de diferentes mordeduras em indivíduos vivos e falecidos para determinar a confirmação e a utilidade da visibilidade da fluorescência em comparação com a visibilidade da mordedura de espetro total. Os dados foram recolhidos a partir de uma amostra de vítimas vivas e falecidas que tinham sido mordidas em vários pontos dos seus corpos. As infracções cometidas contra estes indivíduos foram investigadas pelo Departamento de Polícia da cidade de Upland, CA. O Departamento de Polícia e o Xerife do Condado de San Bernardino investigaram entre julho e outubro de 1992. Neste estudo, o autor fotografou várias mordeduras em condições normais de iluminação (espetro total) e comparou-as com fotografias das mesmas mordeduras tiradas sob luz de 450 nm. O autor verificou que o aspeto fotográfico de uma mordedura tirada com luz monocromática alternada de 450 nm melhorava significativamente em comparação com as fotografias tiradas com luz de espetro total.

Esta melhoria tornou mais fácil distinguir as alterações nos tecidos dérmicos e epidérmicos na sequência de lesões como as mordeduras. O autor concluiu que este efeito é mais importante para fins forenses, em que as marcas superficiais são esbatidas ou completamente apagadas pelo tempo, cicatrizes ou pelo processo de embalsamamento. [29]

Um estudo analisou provas fotográficas de mordeduras em lesões cutâneas ou objectos, normalmente tiradas para documentar provas. Os autores constataram que a distorção nas fotografias de provas forenses afectava o resultado dos métodos de análise disponíveis para o odontologista forense. O posicionamento impreciso da peça de prova, da câmara ou da escala de referência para medição conduz a distorções de perspetiva e paralaxe na imagem captada. Por conseguinte, sempre que possível, as variáveis acima referidas devem ser eliminadas a fim de obter resultados fiáveis da comparação entre os dentes suspeitos e a marca de mordedura. A deteção e medição dos erros da câmara/prova/escala foi o primeiro passo na avaliação das provas e foi possível graças à imagem digital combinada com métodos estabelecidos. A correção (retificação) das distorções de perspetiva foi possível através da aplicação de técnicas adicionais de processamento digital. Os autores desenvolveram categorias de distorções de perspetiva e de paralaxe observadas em picadas e validaram a utilização de ferramentas de imagem digital Adobe® Photoshop® para corrigir determinados tipos de distorção, bem como um protocolo forense para verificar a exatidão das fotografias de provas que requerem precisão dimensional. [16]

Foi efectuado um estudo sobre o melhoramento de fotografias com marcas de bits utilizando software de melhoramento digital. Os autores utilizaram a técnica de melhoramento e melhoraram a resolução das imagens com marcas de bits. O software "*Lucis*" foi utilizado para o estudo. O *software Lucis* melhorou as imagens digitais através da sua capacidade de reconhecer e processar as muitas camadas de contraste numa imagem, e a capacidade de perceber os detalhes da imagem também aumentou significativamente. Os autores concluíram que esta abordagem permitia remover detalhes de fundo finos que distraíam e, assim, melhorar visualmente partes críticas da imagem original. A técnica foi inicialmente aplicada a imagens Bitmark conhecidas para avaliar a eficácia potencial do método de melhoramento digital. Em seguida, *o Lucis* foi utilizado em dois casos não resolvidos que envolviam o melhoramento de provas de marcas de bits. Um dos casos envolvia uma criança gravemente espancada com uma ferida de mordidela na coxa. O segundo caso envolvia uma ferida de mordida no peito de uma mulher que tinha sido sexualmente agredida e estrangulada. Em ambos os casos, as imagens da mordedura melhoraram significativamente após a otimização digital. Os autores concluíram, portanto, que a melhoria digital das imagens Bitemark é uma ferramenta valiosa para os odontólogos. [30]

Como as marcas de mordida podem ser distorcidas pelos métodos de captação fotográfica, pela dinâmica da mordida ou por artefactos, é difícil atribuir as marcas à dentição. Por este motivo, os autores apresentaram um método de análise de marcas de mordida distorcidas por fotografia. Para tal, conceberam e construíram uma mesa de comparação com duas câmaras de vídeo colocadas diretamente sobre ela. As superfícies eram iluminadas por cima ou por baixo dos objectos fotografados.

Para efeitos de comparação, foi utilizada a marca de mordedura hipotética normalizada do Bite Mark Standards Committee do American Board of Forensic Odontology. A marca de mordida hipotética foi colocada numa superfície de comparação e radiografada para obter uma imagem exacta. A impressão esboçada foi então utilizada para representar a dentição e colocada na outra superfície de comparação. As imagens de vídeo foram então fotografadas e sobrepostas. A imagem sobreposta foi então observada e analisada para determinar o grau de distorção. Os autores concluíram que a inclusão de uma escala circular permitiu reajustar os ângulos para corrigir a distorção fotográfica. Assim, sugerem que o odontologista coloque uma escala circular na fotografia para permitir o cálculo do ângulo fotográfico e para permitir a correção adequada do ângulo de visão antes de efetuar comparações. [31]

RADIOGRAFIA

Um estudo descreveu uma técnica para interpretar marcas de mordida utilizando radiografia de tecidos moles. As impressões digitais na pele foram examinadas e os contornos incisais foram mapeados com precisão para comparação.
Foi feita uma série de marcas de mordida coerentes no quadrante inferior direito do abdómen de cadáveres de homens brancos e negros, com idades compreendidas entre os 25 e os 35 anos, utilizando um tipodont. De seguida, foram feitas impressões de silicone como referência e a pele foi suturada com um anel de plástico de 8,9 cm de diâmetro. Em seguida, a pele com aproximadamente 1 cm de espessura foi separada do corpo e colocada em solução de formol a 2,5% para aguardar os exames radiológicos. Os exames radiológicos basearam-se na amplificação do contraste das mordeduras. De seguida, foram utilizadas técnicas radiográficas normais para visualizar os tecidos moles.
Foi utilizada uma máquina de raios X de diagnóstico para tirar radiografias da amostra. As condições de funcionamento foram 200 mA, 44 kV e 1 segundo como ponto de partida para as imagens; as exposições foram depois bloqueadas alterando a tensão em incrementos de ± 4 kV. Os raios X foram depois processados em modo negativo e positivo para comparação.
Foi utilizada uma cassete de intensificação de imagem com uma máquina de raios X dentária e película F III para obter resultados semelhantes. Os autores repetiram as impressões de silicone 36 horas após a realização das marcas de mordida para determinar a extensão da distorção causada pela conservação.
Os autores constataram que a melhoria xero-radiográfica dos bordos incisais era evidente. As impressões deixadas pelos bordos incisais podem ser comparadas com precisão com o modelo original que produziu a oclusão. Mesmo uma impressão fotográfica padrão da radiografia tirada com uma máquina de raios X dentária mostrou menos contraste do que a radiografia.
Concluiu-se, por conseguinte, que a radiografia contrastada da mordedura proporcionou uma compreensão mais completa da mesma. Esta técnica deve ser considerada como um complemento para substituir a fotografia padrão na deteção de mordeduras, uma vez que a radiografia tem a vantagem de penetrar nos tecidos e, por conseguinte, destacar lesões que podem não ser detectadas durante o exame fotográfico. [15]

VIDEOTAPE

Num estudo, a dinâmica de uma marca de mordida na carne humana foi registada em vídeo. As gravações de vídeo mostraram a interação entre um

modelo de dente e a marca de mordida, demonstrando claramente a ação em curso para efeitos de comparação e apresentação.
Consequentemente, foi lançada uma investigação sobre um caso no Mississippi em que uma mulher branca de 33 anos foi atacada por um jovem negro. A mulher não conseguiu identificar o seu agressor. A vítima foi mordida duas vezes, uma no ombro esquerdo e outra no peito direito. Nessa mesma noite, foi detido um antigo aluno descontente da vítima, de 18 anos de idade.
Foi então efectuado um exame oral, modelos de dentes e fotografias do suspeito. Os modelos de dentes foram depois comparados com as marcas de dentadas da vítima. O ombro direito apresentava uma típica marca de mordedura de compressão com uma penetração de incisivos de 3 a 4 mm. Os autores efectuaram e documentaram uma comparação visual do padrão dentário do suspeito utilizando fotografias e gravações de vídeo. Isto mostrou não só a morfologia correspondente dos bordos incisais e diastemas, mas também os aspectos rotacionais da oclusão e a altura oclusal correspondente dos dentes. Os autores constataram que uma mordida humana era claramente visível no seio esquerdo, com os dentes do maxilar inferior cruzando a aréola medialmente ao mamilo e o dente nº 8 do maxilar superior localizado no lado lateral da base do seio.
As fotografias fixas só podiam mostrar um segmento do modelo de oclusão de cada vez, em termos da convexidade e curvatura globais da marca de oclusão do peito, pelo que não podiam demonstrar o processo de oclusão como um todo. No entanto, a documentação em vídeo mostrou a natureza tridimensional da mordida em movimento. Mostrou que os incisivos centrais entram primeiro em contacto e penetram na carne, ficando os seus bordos oclusais escondidos, antes de os caninos e pré-molares entrarem em contacto com o peito. Além disso, a rotação da câmara de vídeo permitiu uma melhor representação da dinâmica da mordida do que a utilização de imagens fixas.
Neste caso, segundo o procurador, para além das mordeduras, pouco havia para identificar o culpado. O arguido foi condenado a 30 anos de prisão. Por conseguinte, os autores concluíram do seu estudo que a gravação em vídeo do movimento da modelo em direção às mordeduras desempenhou um papel importante na documentação das mordeduras. [14]

RECUPERAÇÃO DE SALIVA DA PELE HUMANA

As manchas de saliva representam um desafio particular no domínio forense. Por conseguinte, foi efectuado um estudo para determinar um teste de despistagem específico e sensível da saliva. Neste estudo, os autores compararam as três técnicas - SALIgAE, Phadebas e o teste de mini-

centrifugação com iodo amido - com base na sensibilidade, especificidade, misturas e amostras de casos simulados, tendo igualmente em conta o consumo de amostras.
O mecanismo de um teste de despistagem da saliva baseia-se na deteção *da* atividade da amilase. Os esfregaços de mordedura podem ser testados quanto à presença de saliva através da *deteção da* atividade da amilase. O teste de Phadebas utilizava um amido insolúvel em água ligado covalentemente a um corante azul. Uma reação positiva baseava-se *na* atividade da amilase na amostra, que hidrolisava as ligações entre o amido e o corante azul, resultando na libertação do corante azul para a solução e dando uma indicação da presença de saliva. No teste de mini-centrifugação amido-iodo, uma amostra foi incubada com uma solução de amido para *permitir* qualquer atividade de amilase e, em seguida, foi adicionado iodo. A combinação de amido e iodo produz uma cor violeta/azul profunda caraterística associada ao controlo negativo amido-iodo; uma reação positiva é, portanto, indicada pelo desaparecimento desta cor. O mecanismo do ensaio SALIgAE está protegido por direitos de autor (não divulgado), sendo um resultado positivo indicado por uma mudança de cor amarela, enquanto que não se observa qualquer mudança de cor para o controlo negativo.
O método Phadebas para o teste presuntivo da saliva foi capaz de detetar diluições de saliva pura até um rácio de 1:200, enquanto os resultados obtidos com o SALIgAE e o teste de mini-centrifugação amido-iodo foram significativamente menos sensíveis. Os autores concluíram do estudo que a utilização de um teste de despistagem altamente sensível, como o Phadebas, permite ao analista obter o máximo de informação sob a forma de indicações de fluidos corporais e resultados de ADN, dado que apenas uma pequena parte da amostra é consumida. [32]

A comparação física de um local de ferida em superfícies elásticas e curvas da pele com os dentes de um suspeito era difícil. Por isso, os autores consideraram a possibilidade de utilizar a deteção de ADN salivar para identificar o mordedor. No seu estudo, examinaram diferentes técnicas para determinar o melhor método de recolha de saliva da pele humana antes de extrair o ADN genómico do substrato de recolha. Testaram um método convencional de recolha de saliva utilizando um cotonete húmido e outro utilizando papel de filtro húmido. Além disso, foi avaliado um método conhecido como técnica de duplo esfregaço, utilizando um cotonete húmido seguido de um cotonete seco. Após a obtenção de uma mancha de saliva seca, o ADN foi extraído pelo método Chelex modificado, quantificado pelo método Slot-Blot e amplificado em três loci polimórficos. Dos outros métodos estudados, a técnica do duplo esfregaço foi a que apresentou a maior percentagem de recuperação de saliva da pele humana. Os autores supõem, portanto, que esta técnica representa uma melhoria em relação à técnica convencional que utiliza uma única zaragatoa de algodão húmido.[33]

Foi realizado um estudo para descrever um método rápido de deteção de saliva seca na pele humana por espetroscopia de fluorescência, depositada na pele quando esta é mordida. O estudo foi realizado no Central Leather Research Institute, em Chennai, e envolveu 10 voluntários que depositaram a sua própria saliva na pele do antebraço ventral enquanto se lambiam. Uma enzima, a amilase, exibia um espetro de emissão caraterístico a 345-355 nm quando excitada a 282 nm e podia ser identificada por espetroscopia de fluorescência, o que poderia ajudar na identificação forense. Uma amostra de controlo de água foi depositada no braço contralateral. Cada amostra foi excitada a 282 nm e o espetro de emissão foi registado. Os espectros de emissão de 10 amostras de esfregaços de saliva seca foram caracterizados pelo pico primário de 345 a 355 nm, enquanto o espetro de emissão da água de controlo foi registado a 362 nm. Os resultados do estudo mostraram que a presença de um espetro de emissão a 345-355 nm com excitação a 282 nm é um forte indicador de saliva depositada na pele humana. Os resultados indicam que o triptofano pode ser uma das sondas mais comuns em manchas de saliva seca na pele humana para análise de fluorescência e pode ser utilizado para detetar saliva em casos forenses. Por conseguinte, os autores concluíram do seu estudo que a espetroscopia de fluorescência poderia ser uma técnica rápida, sensível e não invasiva para a deteção de manchas de saliva seca na pele. [34]

Foi efectuado um estudo para determinar se era possível comparar o genótipo de estreptococos orais obtidos de mordeduras humanas recentes com os obtidos dos dentes do mordedor. No estudo, foi utilizada uma reação em cadeia da polimerase de expressão arbitrária (AP-PCR) para analisar rapidamente as bactérias orais. Foi depois utilizada para identificar o autor de uma mordedura experimental, avaliar a distribuição natural dos genótipos de estreptococos orais e estudar a persistência dos genótipos identificáveis após um período de 12 meses. A metodologia envolveu o isolamento de estreptococos dos incisivos de oito voluntários. Utilizando Arbitrarily Primed PCR (AP-PCR), foram distinguidos 106 genótipos de estreptococos entre os participantes, cada um contendo pelo menos oito estirpes diferentes. Num crime simulado, uma amostra de uma mordedura experimental foi analisada por um experimentador que nada sabia sobre a sua origem. As bactérias podiam ser claramente atribuídas à pessoa mordida, comparando os seus perfis de amplicon com os dos oito participantes. Por outro lado, as bactérias de outra

mordidela (que não provinha de um dos participantes originais) não puderam ser atribuídas a nenhum dos oito participantes. Entre 20% e 78% dos genótipos bacterianos catalogados foram encontrados novamente 12 meses depois por cada participante.
Os resultados do estudo mostraram que os estreptococos isolados de mordeduras recentes podiam ser catalogados por AP-PCR e atribuídos aos dentes responsáveis pela mordedura. Os autores concluíram que o método AP-PCR descrito pode fornecer informações de apoio valiosas para a análise forense de mordidas em casos em que o ADN humano não pode ser reconstruído. [35]

Num estudo, os autores relataram a viabilidade da deteção de Streptococcus salivarius para a deteção de saliva numa amostra forense. O método LAMP (amplificação isotérmica mediada por laço) baseou-se na deteção de S. salivarius, uma bactéria específica da cavidade oral, com o objetivo de desenvolver uma técnica simples e rápida para a deteção de saliva em amostras forenses. Para simplificar o procedimento, os autores prepararam a amostra fervendo-a e tratando-a com mutanolisina, e todo o processo de análise foi concluído em 2,5 horas. O valor de corte foi fixado em 0,1 unidades de absorvância, medido a 660 nm, após a conclusão da reação. O S. salivarius foi identificado em todas as amostras de saliva, mas não foi detectado noutros fluidos corporais ou na superfície da pele. Utilizando este método, os autores foram capazes de detetar S. salivarius em várias amostras forenses simuladas. Concluíram que a técnica LAMP é uma nova abordagem para a identificação de saliva, uma vez que é fácil de implementar, tem um tempo de teste curto e dá um resultado claro.[36]

PICADAS RECUPERAÇÃO DA PELE

Foi efectuado um estudo para descrever o procedimento de recolha de marcas de dentadas. Os autores verificaram que, para "desenvolver" uma marca de mordedura, era necessário o pó preto habitual para impressões digitais e um pincel de pelo de camelo. Foi aplicada uma quantidade muito pequena de pó no pincel e o excesso foi retirado. A marca de mordedura na pele era pincelada muito ligeiramente. Se a superfície fosse peluda, era necessário raspar a pele para obter mais pormenores, uma vez que os pêlos tendem a distorcer a impressão em relevo ao aderirem à fita de levantamento transparente. As fotografias antes, durante e depois da "escovagem" ajudaram a documentar e a preservar as provas. Foi utilizada fita adesiva transparente para impressões digitais (10 cm de largura) para levantar a impressão da dentada. A impressão levantada foi então colocada num cartão brilhante de impressões digitais. O cartão podia então ser arquivado no processo como parte do registo, para ser utilizado mais tarde como prova em tribunal. Os autores concluíram que este método permitia obter uma excelente nitidez e pormenor. Os materiais utilizados eram baratos e facilmente disponíveis, e não era necessária qualquer perícia para remover a impressão; qualquer técnico do local do crime o poderia fazer. Verificaram também que era viável e mais fácil para os jurados manusearem o cartão, o que levou a uma melhor compreensão da prova dentária por parte dos jurados. Além disso, um odontologista forense, consultado por um advogado de acusação ou de defesa, pode examinar o cartão e emitir um parecer numa fase posterior.[37]

Num estudo, as arcadas dentárias do alegado mordedor foram comparadas com os padrões de lesão de uma mordida que ocorreu numa localização anatómica com um pequeno raio de curvatura ou com curvas complexas ou compostas. A pele humana foi utilizada como modelo para reproduzir uma mordedura. Num dos casos, foi utilizada a pele da vítima e, no outro, a pele de uma pessoa anatomicamente semelhante.

O procedimento seguinte foi utilizado para demonstrar as diferenças entre um modelo de cera ou poliestireno e um modelo de pele. Os modelos dos dentes mordidos foram embebidos a uma profundidade razoável em cera dentária ou poliestireno, e foi fabricada uma cobertura transparente. Quando a pele foi utilizada como material de suporte, as superfícies incisais e oclusais dos dentes foram "pintadas" no modelo, rolando ou pressionando o modelo numa almofada de tinta disponível no mercado. Os modelos pintados foram então colocados sobre a pele da vítima ou de um sujeito anatomicamente adequado, na mesma orientação da oclusão original. A tinta foi transferida para a pele (como quando se utiliza um carimbo) e foi obtida uma impressão de mordedura simulada. Em seguida, foi tirada uma fotografia da mordedura com tinta, corretamente composta, e foi copiado um filme a partir de uma impressão individual. Uma comparação direta das duas lâminas obtidas pelos diferentes métodos mostrou que não se correlacionavam bem uma com a outra, apesar de provirem do mesmo modelo de dente. Segundo os autores, num caso real, o patologista forense pode utilizar a pele da vítima, se esta estiver disponível. Se tal não for possível, pode ser utilizado um voluntário com idade, sexo, tamanho e forma anatómica, tónus muscular, textura da pele, gordura corporal e outras caraterísticas físicas semelhantes. O odontologista forense pode também ter em conta os efeitos da postura, da gravidade e da elasticidade da pele ao reproduzir a mordedura de tinta num modelo vivo. Os autores concluíram que a utilização de impressões dentárias coloridas, fotografias e sobreposições transparentes reduziu consideravelmente os erros cometidos aquando da análise de mordidas nestas áreas altamente curvas.[38]

Foi efectuado um estudo para comparar e avaliar as propriedades físicas dos diferentes materiais adesivos utilizados em termos de adesão à pele. Verificou-se que a pele excisada sem suporte podia encolher 50% ou mais. Consequentemente, em 1981, os autores desenvolveram um método de adesão da pele em anel com o objetivo de minimizar a deformação dos tecidos durante a excisão. Seguiram-se cinco versões modificadas da técnica, com o nome do autor (tipos Dorion I, II, III, IV e V). Na literatura científica, existem poucas evidências empíricas sobre a preferência de uma determinada técnica de sutura em detrimento de outra. Neste estudo, a utilização de diferentes materiais adesivos (Loctite Super Glue Gel, Derma Bond, Vet Bond), detergentes (etanol, detergente líquido e espuma de barbear) e depilatórios (Veet) foi comparada com os efeitos da adesão do anel na pele. As conclusões da primeira fase deste estudo em várias etapas foram as seguintes: A humidade da superfície foi o fator mais influente na adesão do anel à pele, seguido do tipo de material adesivo (cianoacrilato utilizado), da sua "frescura" e do produto de limpeza utilizado para preparar a pele. A utilização de depilatórios ou de espuma de barbear deve ser evitada.[39]

Foi realizado um estudo que demonstrou que a humidade da superfície é o fator mais influente na adesão da banda à pele. Este método foi desenvolvido para a adesão do anel à pele antes da excisão, de modo a minimizar a deformação dos tecidos. Além disso, os produtos químicos para depilação e os cremes de barbear devem ser evitados aquando da limpeza da pele. A segunda fase desta investigação investigou a tensão de tração necessária para quebrar a ligação entre o hidroplástico TAK, três novos cianoacrilatos e a pele de porco, prestando especial atenção às variações de temperatura. Este estudo também examinou os problemas de solubilidade de diferentes cianoacrilatos em formalina a 10%. Finalmente, a técnica de excisão da medula espinal em V de Dorion pode reduzir significativamente o risco de distorção dos tecidos se for utilizada em combinação com os seguintes métodos e materiais. A pele deve estar isenta de humidade, depilada e limpa com líquido de lavagem da louça e etanol a 98,9%, evitando a utilização de cremes de barbear e/ou depiladores químicos nos locais onde se pretende colocar o anel. Foi recomendada a utilização de cianoacrilato não aberto, sendo o Perma Bond o cianoacrilato de eleição.[40]

Foi realizado um estudo para analisar objetivamente as mordeduras do agressor nos locais do crime, de modo a que pudessem resistir a um interrogatório rigoroso e ser úteis na condenação dos agressores. Os autores

descreveram a técnica de quatro etapas proposta utilizando um estudo de caso real. A primeira etapa desta análise consistiu em identificar/determinar a marca como uma mordedura humana; por conseguinte, a impressão geral, a forma e o tamanho (GISS) devem corresponder a essa marca.
Seguiu-se uma associação modelo entre as marcas no abdómen da vítima e a dentição superior e inferior do suspeito. Esta associação envolveu uma análise e comparação tridimensional das formas das arcadas dentárias, das relações entre as arcadas dentárias e das caraterísticas individuais dos dentes dentro das arcadas dentárias descritas.
O passo seguinte foi uma análise métrica de caraterísticas dentárias selecionadas presentes na marca de mordida. O software informático moderno permitiu uma análise exacta de cada caraterística. Isto incluiu a medição do espaçamento entre os caninos e os valores de rotação dos dentes.
Finalmente, os dados obtidos a partir da análise métrica foram comparados com os dados populacionais correspondentes para as caraterísticas específicas, numa tentativa de classificar as caraterísticas como frequentes, raras ou muito raras. Como resultado, um evento que ocorreu cinco vezes ou menos em 100 eventos possíveis, mas mais de uma vez, foi considerado um evento raro, e um evento que ocorreu uma vez ou menos em 100 eventos foi considerado um evento muito raro. Um acontecimento que ocorresse mais de cinco vezes em 100 era, portanto, considerado frequente. Este estudo mostrou uma correspondência positiva entre a marca de mordida e a dentição do suspeito. Os autores concluíram que esta técnica de análise objetiva pode ser utilizada no caso de marcas de mordedura e que foi aplicada com sucesso em vários casos de marcas dentárias e pode ser adaptada a cada caso particular.[41]

Uma vez que era difícil manter a configuração anatómica da pele durante e após a sua remoção das vítimas. Por conseguinte, foi efectuado um estudo para analisar a estabilidade dimensional da matriz necessária para suportar a pele. Foram fabricados anéis de plástico com 10 mm de largura a partir do comprimento de um tubo de acrilonitrilo butadieno estireno (ABS). A superfície da pele à volta da mordedura foi limpa e seca.
Quando o banho de sal atingiu uma temperatura de 106,2°C (temperatura de transição vítrea), o anel de matriz plástica foi colocado profundamente no banho durante 4 a 6 minutos. O anel foi então retirado e adaptado à superfície da pele. De seguida, foi fixado à pele utilizando um adesivo (cola de cianoacrilato) e material de sutura. Foi recomendado um material de moldagem dentária, como o COE-flex Rubber Base de corpo médio, para suportar a pele e permitir a fácil remoção do material de moldagem após a remoção do tecido. Esta técnica envolve a remoção de toda a espessura da pele através de uma

incisão a uma distância de 1,0 a 1,5 cm do exterior do anel de plástico. O tecido foi então levantado e preparado em bloco a partir do tecido conjuntivo subjacente. Foi imediatamente colocado numa solução de fixação de formaldeído salino a 10% durante 10 horas. O tecido manteve então a sua forma original e o material de suporte foi removido. Se o material de suporte fosse utilizado como impressão da marca de mordida, era moldado em gesso dentário. O preparo foi então colocado no Fluido de Fixação Kaiser-Lings No. 1 para estabilização e armazenamento por até 6 meses. Quando era necessário um armazenamento mais prolongado, o preparo era colocado em fluido de fixação Kaiser-Lings em pó. Os autores concluíram, portanto, que esta técnica era prática e fácil de utilizar, tendo-se revelado muito útil para restaurar numerosas lesões de espécimes numa grande variedade de locais, tais como o tórax, o couro cabeludo, o braço e o abdómen.
superfícies corporais perfiladas, quer no local do crime quer no laboratório. [42]

RECUPERAÇÃO DE ADN

Em 6 de julho de 1991, o corpo carbonizado de uma mulher foi descoberto em Vancouver, na Colúmbia Britânica. Neste caso, uma empregada de balcão caucasiana de 29 anos de idade foi aparentemente espancada e baleada de forma brutal. O seu corpo foi retirado do local e transportado para outro local no carro do autor do crime. O corpo foi depois queimado com gasolina, o que resultou numa incineração quase total. Devido às altas temperaturas geradas pela queima da gasolina, o corpo foi efetivamente queimado, impossibilitando qualquer análise do ácido desoxirribonucleico (ADN) em locais convencionais. No entanto, a maioria dos dentes sobreviveu ao incêndio. Estes foram utilizados para identificar a vítima. Além disso, a polpa dentária revelou-se uma excelente fonte de ADN genómico de elevado peso molecular. Foi confirmada uma correspondência entre a polpa dentária e as outras provas biológicas. Concluiu-se que o corpo da vítima tinha estado no veículo do suspeito em algum momento e tinha sido transportado para o contentor de lixo onde foi descoberto. O suspeito foi acusado de homicídio em primeiro grau e posteriormente condenado por um juiz e um júri. Descobriu-se que os dentes são mais resistentes do que a maioria dos tecidos humanos à deterioração post-mortem e a mudanças extremas na temperatura e pressão ambiente. Esta capacidade de resistir à deterioração tornou possível estudar os dentes como um método de identificação de uma pessoa falecida. Os autores concluíram, portanto, a partir deste estudo, que os tecidos duros dos dentes e, em alguns casos, os tecidos moles, poderiam fornecer aos investigadores fontes alternativas de dados forenses e provaram ser um método eficaz de ligar o corpo da vítima às provas biológicas encontradas no local do crime. [43]

Um estudo analisou um método alternativo para maximizar a quantidade de ADN recolhido de dentes humanos para análise forense por PCR. Na maioria dos casos, era possível cortar o dente no sentido do comprimento ou da largura, ou triturá-lo para aceder ao núcleo rico em ADN. Neste estudo, os autores descrevem um método alternativo para obter ADN de molares humanos inteiros extraídos. Utilizando um moinho de congelação 6700, 20 dentes foram crio-moídos ou pulverizados em condições estéreis em azoto líquido. O rendimento médio de ADN foi de 30,9 lig (18,4 lig de ADN por g de pó de dente). O pó fino obtido foi submetido a extração orgânica e depois quantificado por hibridação em slot-blot. As alíquotas foram amplificadas com sucesso em três loci polimórficos de repetição curta em tandem. A trituração criogénica de amostras vitais utilizando um triturador de congelação provou, portanto, ser um método relativamente simples e altamente eficaz para obter quantidades forenses significativas de ADN de dentes humanos. O rendimento médio de 30,9 lig de ADN por molar foi suficiente para fornecer ADN alvo para mais de 30.000 reacções de PCR. A técnica era simples e relativamente rápida. Os resultados deste estudo em dentes humanos recém-extraídos representaram, portanto, o melhor cenário, uma vez que os dentes de restos esqueléticos antigos forneceram menos ADN. Os autores concluíram, portanto, que este método pode ser utilizado com bons resultados em casos forenses em que o conteúdo de ADN endógeno justifique tais medidas.[44]

Foi efectuado um estudo para analisar o papel da saliva na identificação do culpado. Foi avaliada a quantidade de ADN que pode ser obtida a partir de manchas simuladas de saliva na pele humana, bem como a presença de ADN contaminante que pode ser recolhido durante a recolha de vestígios de saliva da pele da vítima. Neste estudo, a tipagem baseada em PCR foi utilizada em vários loci de repetição curta em tandem para examinar a capacidade de restaurar o ADN em quantidade e qualidade suficientes após uma multiplicidade de períodos desde a recolha de saliva. Para o efeito, foram utilizadas mordeduras simuladas em dois conjuntos de experiências, em que três amostras de saliva de 40 LITROS foram aplicadas na pele de 27 cadáveres (em 33 locais) e três amostras de saliva de 100 LITROS foram aplicadas na pele de 5 cadáveres (em 12 locais). A saliva foi recolhida utilizando a técnica de esfregaço duplo após 5 minutos, 24 horas e 48 horas. O ADN foi extraído utilizando o método Chelex modificado e submetido a tipagem baseada em PCR em dois loci de repetição curta em tandem. Os resultados mostraram que a concentração de ADN na saliva recolhida da pele variava consoante o tempo

decorrido desde a deposição. Registou-se uma diminuição significativa da concentração nos primeiros
24 horas, mas a concentração permaneceu estável de 24 a 48 horas. O sucesso da amplificação por PCR foi independente do tempo decorrido desde a deposição ou da concentração de ADN na amostra de saliva. A contaminação por ADN de cadáveres não foi observada em nenhum dos casos estudados. Os autores concluíram que os vestígios de saliva contêm quantidades forensicamente significativas de ADN que são estáveis durante um período de tempo razoável durante o intervalo post-mortem e que uma elevada percentagem de amplificações PCR positivas foi obtida a partir de saliva depositada na pele de cadáveres.[45]

Os autores estudaram um caso que demonstra a utilização de métodos laboratoriais para analisar a deteção de ADN salivar de uma mordedura num corpo imerso em água. A particularidade deste caso foi o facto de o corpo da vítima ter estado num rio durante cerca de 5,5 horas após a mordedura, antes de ser descoberto. Foi descoberta uma ferida com padrão no peito direito da vítima, que se provou ser de dentes humanos adultos. A recolha de provas seguiu as melhores práticas, incluindo a extração de saliva da zona da mordedura, apesar de o corpo ter sido encontrado debaixo de água. Embora o corpo estivesse submerso numa corrente lenta, foi possível extrair ADN suficiente do local da mordedura para determinar uma contribuição do genótipo do agressor. A análise PCR do ADN utilizando marcadores STR polimórficos revelou um perfil de ADN de origem mista. Para além do perfil de ADN da vítima, foi identificada uma contribuição genotípica do agressor como um componente menor. Os resultados da tipagem do ADN da mordedura foram consistentes com os resultados da tipagem do ADN de outros vestígios biológicos das amostras genitais da vítima. Os autores concluíram que as provas da mordedura e do ADN foram utilizadas para selecionar suspeitos e desempenharam um papel importante na resolução deste caso. Como resultado, aconselharam os investigadores a recolher sistematicamente amostras de ADN salivar em casos de mordedura, mesmo que a quantidade seja considerada pequena.[46]

Foi efectuado um estudo para avaliar a utilidade da saliva em casos práticos e a sua contribuição para a odontologia forense através da tipagem do ADN salivar. Para este estudo, foi recolhida saliva dos indivíduos após obtenção do seu consentimento.
Os dadores brasileiros deram o seu consentimento após o protocolo do estudo ter sido aprovado pela comissão de ética da Faculdade de Medicina Dentária da Universidade de São Paulo. A saliva foi depositada na pele e recolhida para

extração e tipagem de ADN. Vinte amostras de saliva foram coletadas de diferentes doadores e utilizadas como amostras dos suspeitos. Cinco dessas amostras foram selecionadas aleatoriamente e depositadas na pele do braço (250 µi). A saliva foi recolhida da pele utilizando o método do esfregaço duplo. O ADN da saliva e das amostras de saliva depositadas na pele foi extraído utilizando o método fenol-clorofórmio. As amostras de ADN foram amplificadas por PCR para tipagem de ADN com um conjunto de 15 STR. A extração de ADN da saliva depositada na pele foi 14 a 10 vezes inferior à quantidade de ADN das amostras de saliva. A tipagem de DNA foi detectada em 4 das 5 amostras de saliva depositadas, com quocientes de probabilidade para essas amostras baseados em dados da população brasileira de 1/11, 1/500, 1/159.140 e 1:153.700.123. Os resultados do estudo indicam que os procedimentos normalizados de recolha e extração de ADN da saliva cutânea podem ser utilizados como método de obtenção de ADN salivar em processos penais.
Os autores concluíram, portanto, que a análise da saliva depositada na pele pode ser incluída numa investigação criminal e que tem um grande poder discriminatório. Observaram, no entanto, que a recuperação do ADN de amostras forenses pode ser difícil.[47]

BISSABDRÜCKE

Foi realizado um estudo clínico e antropológico experimental em duzentas e dezasseis pessoas de ambos os sexos, com idades compreendidas entre os 18 e os 25 anos. As larguras bizigomática (Z) e bigonal (M) da face e as larguras das arcadas superior (U) e inferior (L) das marcas de mordedura (obtidas a partir da massa da marca de mordedura) foram medidas em centímetros para cada pessoa. Verificou-se que as impressões de marcas de mordedura femininas eram mais pequenas em tamanho e forma e bastante superficiais, enquanto as impressões de marcas de mordedura masculinas eram comparativamente maiores em tamanho e forma e mais profundas. A determinação da identidade sexual através da medição da forma do arco de uma marca de dentada também se revelou estatisticamente significativa. Os autores concluíram, por conseguinte, que o método era exato e útil e que permitia igualmente inferir uma relação entre elas, facilitando a identificação do pessoal quando apenas eram encontradas marcas de mordedura no local do crime.[48]

Os autores descreveram um método de preservação de provas de mordeduras, fazendo uma impressão das indentações e criando subsequentemente um modelo do local da mordedura. Reviram uma técnica de moldagem para registar mordidas, utilizando uma pasta de moldagem de vinil-polissiloxano (Exaflex) e reforçando o material de moldagem com uma fita adesiva ortopédica termoplástica semi-rígida, Hexcelite. Os autores recomendam a realização de, pelo menos, duas moldagens. O gesso dentário pode ser vertido na impressão para criar um modelo para análise, ou a primeira impressão pode ser mantida sem gesso para apresentação em tribunal. Se fosse desejado um modelo para apresentação em tribunal, este deveria ser feito a partir da primeira impressão. Estudos anteriores demonstraram que os materiais de moldagem elastoméricos mais precisos e estáveis se dividem em quatro grupos: Polissulfureto, silicone de condensação (silicone convencional), poliéter e silicone de adição (vinilpolissiloxano). Cada um destes elastómeros proporciona uma impressão precisa quando misturados de acordo com as instruções do fabricante e quando os modelos são feitos no momento recomendado, normalmente imediatamente. Devido à flexibilidade dos materiais de moldagem, era necessário um suporte externo mais rígido ou um reforço interno para estabilizar a moldagem durante a remoção e o manuseamento subsequente. Também favoreceram o metacrilato de metilo, um material de moldeira acrílica auto-endurecedor, como um suporte conveniente e rígido. Neste estudo, os autores discutiram a utilização única da fita ortopédica Hexcelite, que foi utilizada como reforço interno. Esta fita ortopédica era uma malha que se tornava plástica quando aquecida e recuperava a sua rigidez quando arrefecida. A fita era fácil de manusear, bastando usar uma tesoura para a cortar à medida e uma chávena de líquido quente para a amolecer. Uma vez arrefecida e recuperada a sua rigidez, a alteração das dimensões era inferior a 2%. Esta técnica consiste em moldar modelos criados a partir da moldagem com uma pedra dentária melhorada (pedra ADA tipo IV, pedra de coto) para criar uma réplica positiva das cavidades. Aquando da mistura do gesso, a relação pó/água indicada pelo fabricante deve ser rigorosamente respeitada, a fim de evitar uma expansão excessiva. O modelo foi separado da impressão apenas pela pressão dos dedos. Os autores concluíram que, utilizando vinilpolissiloxano ou poliéter como material de impressão, era possível fazer vários modelos a partir da mesma impressão com uma perda mínima de precisão. Recomendaram que um maior conhecimento dos materiais e técnicas disponíveis para a ciência forense deveria permitir ao odontologista forense justificar adequadamente um método preciso e fiável de preservação de provas em casos de mordedura.[49]

Foi realizado um estudo para demonstrar a exatidão das marcas de mordida obtidas com um material de impressão de poliéter composto por impressões elásticas. Como este material tem uma elasticidade semelhante à da pele humana, era adequado para analisar marcas de mordedura, onde pode ocorrer distorção. Neste estudo, 20 impressões de dentição foram tiradas de pele de porco morta, fotografadas, excisadas, preservadas e analisadas por comparação digital (Adobe Photoshop 8.0). Foram seguidos os procedimentos padrão da ABFO. Foi também efectuada uma comparação física utilizando impressões de poliéter (Impregum, 3M). Foram efectuadas impressões de estudo em gesso dos maxilares superior e inferior de cada indivíduo, utilizando densite amarela tipo IV. O poliéter foi utilizado como material de impressão para obter mordidas, e os moldes foram feitos com pedra de densite e poliéter. Devido à elasticidade do poliéter, os moldes feitos com este material compensaram as distorções primárias ou secundárias, resultando numa melhor correspondência no posicionamento do modelo dentário do sujeito. Os autores concluíram, portanto, que o poliéter pode ser utilizado como material de moldagem alternativo, sendo uma excelente opção para a confeção de moldes positivos da ferida para comparação física e dinâmica, podendo ser útil para a análise de feridas de mordida com potencial de distorção.[50]

Foi realizado um estudo para desenvolver uma técnica para registar e medir com precisão as rotações dentárias individuais na região anterior e classificá-las de acordo com a sua ocorrência numa determinada população. A amostra foi constituída por 155 homens e 145 mulheres com idades compreendidas entre os 16 e os 75 anos. A maioria, 87, tinha idade entre 25 e 34 anos. Para registar os dentes anteriores, foram utilizadas placas de cera para analisar as rotações dentárias e uma seleção de outras caraterísticas dentárias. Depois de o sujeito ter mordido a cera, as impressões dentárias foram verificadas quanto à sua qualidade e clareza. As rotações de cada dente anterior da população em estudo foram classificadas como frequentes, raras e muito raras, de acordo com a classificação de Allen. Na ausência de um grande número de padrões incisais numa marca de mordida, uma única rotação dentária, mas muito ponderada, pode ter o mesmo potencial discriminatório que vários valores de rotação frequentes. A rotação de cada dente na marca de mordida pode ser determinada e comparada com a rotação de cada dente na dentição do suspeito. Os autores concluíram que os resultados do seu estudo melhoram a capacidade dos peritos dentários forenses para demonstrar com precisão a correspondência da rotação de cada dente nas marcas de mordida. Além disso, cada rotação individual é ponderada, aumentando a probabilidade de uma correspondência ou não correspondência em cada caso.[51]

Um estudo descreveu um método de produção de modelos permanentes exactos de material mordido para fins forenses. O método de registo permanente da mordedura envolvia o armazenamento do material num frigorífico ou a obtenção de fotografias a preto e branco e a cores do material e a utilização de uma régua para comparação. No entanto, estes dois métodos não eram satisfatórios, uma vez que, no primeiro caso, o material encolhia e, no segundo, era difícil de demonstrar para um leigo. Assim, o autor desenvolveu um método de fabrico de modelos permanentes num material duro adequado, idêntico à dentição, de modo a que a comparação com os dentes dos suspeitos fosse mais fácil do que os outros dois métodos. Foi colocada uma manga de plastilina à volta do espécime para facilitar a remoção do modelo resultante, foi vertido silicone repetidamente sobre os locais de mordedura e foram aplicadas tiras de gaze para reforçar o material. Após a cura do material (24 horas), o molde foi completado e a amostra foi removida e separada. O molde foi moldado e preenchido com hidrocal; após a cura do hidrocal, o molde foi separado e o modelo removido. O autor concluiu, portanto, que o silicone e o hidrocal são materiais úteis para a realização de modelos que podem ser utilizados para fazer réplicas altamente precisas para fins forenses.[52]

Foi efectuado um estudo para avaliar a precisão de dois métodos de análise de mordeduras em alimentos. Dez suspeitos foram recrutados como potenciais autores de uma dentada numa maçã fresca apreendida como presumível local do crime. A amostra foi colocada num saco selado e armazenada no frigorífico. No dia seguinte, foi injectada uma impressão da mordedura na maçã utilizando polivinilsiloxano leve, injetado a partir de um ponto central na periferia da mordedura. De seguida, foi feito um anel como barreira utilizando um polisiloxano vinílico de baixa viscosidade. O modelo foi depois moldado com gesso dentário a partir da impressão da marca de mordida. O passo seguinte consistiu em obter impressões dentárias de potenciais suspeitos utilizando materiais de impressão à base de alginato (Protesil) e moldá-las com gesso dentário. Aproximadamente dois dentistas forenses independentes compararam o modelo da marca de mordida com as impressões dentárias dos suspeitos, utilizando dois métodos diferentes: ancoragem da impressão (método direto) e criação de sobreposição assistida por computador. utilizando o programa Adobe Photoshop CS4 (método indireto). Os autores concluíram que o método informatizado de análise da mordedura é tão exato como o método de acoplamento nos casos em que uma maçã foi mordida e que pode ser útil para uma grande variedade de substratos.[53]

CASO DENTAL

Um estudo apresentou duas técnicas de produção de impressões plásticas para auxiliar a análise da mordedura. O autor utilizou a primeira técnica e fez impressões dentárias claras e endurecidas da dentição do suspeito de mordedura utilizando luz visível, comparando depois essas impressões com as marcas de mordedura da vítima ou fotografias das marcas de mordedura. A técnica era rápida e as impressões dentárias do suspeito de mordedura podiam ser feitas em menos de trinta minutos, o que era uma vantagem quando se tratava de eliminar rapidamente potenciais suspeitos. No entanto, verificou-se que a resina não endurecia de forma suficientemente clara para permitir uma visualização completa através dos dentes. A segunda técnica envolveu a realização de impressões dentárias em epóxi cristalinas dos dentes do suspeito. As impressões dentárias eram translúcidas e permitiam a visualização através dos dentes quando eram efectuadas comparações com marcas de mordedura ou com impressões ou fotografias de marcas de mordedura. As impressões dentárias em resina eram menos frágeis do que as impressões em tártaro, pelo que podiam ser armazenadas durante um período ilimitado sem risco de se partirem. Os autores concluíram que as impressões dentárias em epóxi deveriam ser utilizadas se fosse desejada a visualização através dos dentes durante a análise da mordida. Os autores concluíram que ambas as técnicas de fabrico de impressões em resina dentária são simples e não requerem equipamento sofisticado ou dispendioso. Por conseguinte, estas técnicas podem servir como uma ferramenta útil no arsenal do dentista forense envolvido na identificação de mordidas. Os moldes também podem ser usados como ferramenta/modelo de ensino para jurados em julgamentos criminais envolvendo mordidas.[54]

PRODUÇÃO DE SOBREPOSIÇÕES DE MARCAS DE DENTADAS

Um estudo avaliou e comparou a precisão das comparações diretas entre modelos suspeitos e mordeduras com comparações indirectas sob a forma de sobreposições tradicionais copiadas de modelos suspeitos ou um novo método que utiliza sobreposições fotocopiadas. As mordeduras artificiais de pele de porco foram produzidas utilizando conjuntos de modelos normalizados e registadas em fita sob a forma de fotografias e impressões digitais. As fotografias e impressões digitais das mordeduras foram codificadas e aleatorizadas para permitir a comparação cega de modelos, sobreposições assinadas e sobreposições fotocopiadas, utilizando uma versão modificada do sistema de pontuação de mordeduras do American Board of Forensic Odontology (ABFO). Verificaram que as sobreposições criadas utilizando a fotocopiadora facilitavam muito a correspondência entre as marcas de

mordedura corretas e os modelos corretos, quer a marca de mordedura fosse fotografada ou uma impressão digital. Verificaram que as sobreposições criadas utilizando a fotocopiadora eram mais sensíveis do que os outros dois métodos utilizados para atribuir as marcas de mordedura corretas aos modelos corretos. O sistema de pontuação ABFO modificado foi capaz de distinguir entre uma correspondência correta e várias falsas correspondências, atribuindo uma pontuação elevada à correspondência correta.
Os autores concluíram que o novo método fotocopiado era um método rápido e eficaz para comparações, fácil de compreender por não especialistas e que podia ser efectuado sem a utilização de equipamento dispendioso. Os autores sugeriram que a simplicidade e a rapidez deste método poderiam revelar-se úteis para efeitos de rastreio preliminar.[55]

Foi efectuado um estudo para desenvolver uma técnica rápida, barata e precisa para o fabrico de sobreposições transparentes que pudessem ser utilizadas em escritórios que utilizam fotocopiadoras para analisar mordidas. O passo crítico no processo de fabrico foi determinar a precisão do produto produzido pela fotocopiadora. O primeiro passo foi determinar a precisão com que a máquina reproduzia o material original. Os autores compararam a exatidão das cópias de imagens de diferentes tipos de balanças, incluindo a balança ABFO, com as balanças originais. Uma vez determinada a exatidão, foi criada a sobreposição. A técnica consistiu em fazer modelos de gesso dos dentes a partir de impressões tiradas do suspeito. Os modelos foram então colocados no vidro da fotocopiadora, com a escala ABFO em forma de L colocada pelos autores no lado esquerdo dos modelos de dentes. Uma marca de orientação foi desenhada diretamente no vidro com um lápis de graxa, que foi depois fotocopiado. Em seguida, foram traçados os contornos das bordas incisais e determinadas as superfícies oclusais de todos os dentes que deveriam ser representados na marca de mordida, após colocar a fotocópia de cabeça para baixo numa caixa de luz. O papel com os bordos incisais traçados foi então colocado na fotocopiadora e foi criado o overlay transparente. Na sobreposição, apenas foram traçados os contornos dos bordos incisais dos dentes em causa, para que o examinador pudesse ver a marca na sua totalidade. Os autores concluíram que a simplicidade desta técnica desmente a praticabilidade do método e afirmaram que os dentistas forenses devem ter na sua coleção de técnicas úteis uma que seja simples mas que funcione bem quando aplicada a casos reais.[56]

Foi realizado um estudo para medir a exatidão dos métodos utilizados para fabricar sobreposições de marcas de mordida. Os objectivos do estudo foram: Comparar cinco métodos de sobreposição comummente utilizados para

análise de marcas de mordida, determinar computacional e estatisticamente a precisão relativa destes métodos e, finalmente, desenvolver recomendações para melhorar os padrões em odontologia forense. Os autores selecionaram aleatoriamente trinta conjuntos de impressões de estudos dentários superiores e inferiores de uma população caucasiana (n = 30). As sobreposições foram efectuadas a partir das superfícies oclusais de seis dentes anteriores superiores e seis inferiores, utilizando os seguintes métodos: método assistido por computador, moldagem manual em gesso, moldagem manual em cera, moldagem radiográfica manual e método de moldagem radiográfica.
Estes métodos foram comparados utilizando imagens digitais de impressões de estudos dentários como padrão de referência. A área da margem oclusal dos dentes anteriores e a rotação relativa de cada dente anterior foram medidas e comparadas. O método de fabrico assistido por computador foi considerado o mais preciso dos métodos estudados. Forneceu objetivamente representações precisas das margens oclusais dos dentes e foi considerado o "padrão de ouro". O método radiográfico revelou-se mais preciso do que o método xerográfico em termos de medição da superfície dentária. No que respeita à rotação dos dentes, verificou-se o contrário. Os métodos desenhados à mão, quer a partir de moldes de cera dos dentes, quer diretamente a partir de modelos de estudo, revelaram-se imprecisos e subjectivos. Os autores concluíram que as sobreposições de marcas de mordida geradas por computador forneceram os espécimes mais reprodutíveis e precisos e que os odontologistas forenses devem deixar de utilizar sobreposições desenhadas à mão para comparar marcas de mordida [57]
casos.

Foi efectuado um estudo para determinar a técnica mais precisa para fazer sobreposições de marcas de mordida, examinando duas caraterísticas físicas, nomeadamente a área de superfície e a rotação das margens oclusais dos dentes anteriores de trinta voluntários. O objetivo dos autores foi avaliar a fiabilidade e a eficácia de cinco métodos habitualmente utilizados para fazer sobreposições de marcas de mordida, utilizando imagens digitais bidimensionais (2D) de impressões de estudos dentários como padrão de ouro, classificar os diferentes métodos com base na determinação estatística da precisão relativa de cada método e determinar a sua viabilidade em medicina forense. As sobreposições foram efectuadas a partir das superfícies oclusais de seis dentes anteriores superiores e seis dentes anteriores inferiores de 30 voluntários, utilizando os seguintes métodos: Impressão manual de modelos de estudo, impressão manual de impressões em cera, método xerográfico, método de impressão radiográfica e método 2D assistido por computador. No estudo, os autores mediram e compararam a área da margem oclusal dos dentes anteriores e a rotação relativa de cada dente anterior. Os resultados mostraram que existiam diferenças consideráveis na determinação da superfície da margem incisal entre os quatro métodos de realização de overlays e que o método xerográfico foi determinado como o método mais exato em termos de superfície e rotação do dente. Os métodos de impressão manual, quer a partir de impressões em cera dos dentes, quer diretamente a partir de impressões de estudo, foram considerados imprecisos e subjectivos. Concluiu-se que os dentistas forenses não devem continuar a utilizar impressões manuais para comparações de marcas de mordedura, uma vez que existe uma margem considerável para a manipulação e o enviesamento do observador.[58]

Um estudo investigou uma técnica assistida por computador para produzir sobreposições de comparação de marcas de mordida em tamanho real. Este método permitiu selecionar com precisão e objetividade as superfícies oclusais dos dentes de um suspeito a partir de impressões de estudos dentários. O método utilizou um computador Power PC Macintosh, um scanner plano e o Adobe Photoshop (uma aplicação amplamente utilizada com uma interface gráfica) para capturar, selecionar, organizar e exportar dados pormenorizados sobre a classe e as caraterísticas individuais dos dentes de um suspeito para uma película de acetato inserida numa impressora laser de alta resolução. As imagens dos dentes de interesse podiam então ser exportadas para uma película de acetato transparente. As sobreposições de comparação feitas com este método foram designadas por sobreposições de volume oco, uma vez que registaram a circunferência da margem oclusal de cada dente e pouparam a superfície interna do dente. A sobreposição poderia ser usada para uma comparação de correspondência de padrões entre a dentição do suspeito e a evidência fotográfica em tamanho real da marca de mordida. Os autores concluíram que esta técnica permitiria aos odontologistas criar sobreposições de comparação precisas e de alta qualidade, sem dados subjectivos, que poderiam ser aceites pelos tribunais.[59]

Foi efectuado um estudo para definir variáveis quantificáveis para sobreposições digitais transparentes. O objetivo deste estudo foi determinar a fiabilidade intra e interexaminadores, os valores de sensibilidade e especificidade numa escala dicotómica e na escala ABFO final recomendada. Para este estudo, foi criada uma série de dez mordeduras post-mortem simuladas em peles de porco, que foram agrupadas em casos com sobreposições correspondentes. Com base em dois estudos separados que envolveram quatro grupos de examinadores, o estudo definiu valores para a fiabilidade intra e interexaminadores, a exatidão, a sensibilidade, a especificidade e as taxas de erro para sobreposições transparentes. Foram também utilizados modelos de decisão forçada e análise das caraterísticas de funcionamento do recetor. Os valores de sensibilidade e especificidade foram descritos e os resultados obtidos foram consistentes com os de outros sistemas de diagnóstico dentário. Verificou-se que os baixos valores de fiabilidade inter-examinadores explicam a divergência de opinião entre os dentistas relativamente à identificação de marcas de mordedura, que é frequentemente observada em tribunal. Verificou-se que a formação e a experiência dos examinadores têm pouca influência na utilização efectiva das sobreposições neste estudo. Os autores concluíram que, embora a eficácia global das sobreposições tenha sido demonstrada, as diferenças no desempenho individual dos dentistas são preocupantes e é necessária mais investigação para contextualizar os resultados do presente estudo, mas que o estudo é um primeiro passo importante para estabelecer uma base científica para este aspeto da medicina dentária forense.[60]

Um estudo comparou a fiabilidade de dois métodos de criação de sobreposições de marcas de mordida geradas por computador utilizando o Adobe Photoshop. Os autores concluíram que o método gerado por computador era o mais preciso e objetivo e foi utilizado como padrão de ouro para comparar a precisão dos outros métodos. Neste estudo, foram enviadas imagens digitalizadas de doze impressões dentárias a 30 examinadores com diferentes níveis de experiência. Os examinadores foram instruídos a criar uma sobreposição para cada imagem de impressão, com base nas instruções de ambas as técnicas. Para cada sobreposição, a área e a posição em coordenadas x-y das margens oclusais dos dentes anteriores foram medidas utilizando o software Scion Image (Scion Corporation, Frederick, MD). Foi utilizada uma análise de variância e o cálculo dos coeficientes de fiabilidade para avaliar a fiabilidade inter e intra-avaliadores das medições. A avaliação das medições da superfície revelou variações significativas na variável do examinador para ambas as técnicas, resultando em coeficientes de fiabilidade baixos. Em contrapartida, os resultados das medições de posição não revelaram diferenças significativas nas variâncias entre examinadores, com coeficientes de fiabilidade excecionalmente elevados. Os autores concluíram que ambas as técnicas são métodos confiáveis para criar sobreposições de marcas de mordida para avaliar a posição do dente.[61]

O autor apresentou um método que era uma extensão e um refinamento do método "edge painting" introduzido por Gustafson em 1966. Esta técnica combinava elementos do método "edge painting" com a utilização da "varinha mágica" do Photoshop. A caraterística especial desta técnica foi a tinta e a iluminação utilizadas para marcar e realçar os bordos incisais dos dentes no modelo em pedra. A "tinta invisível" e a iluminação ultravioleta foram utilizadas para criar uma imagem de alto contraste dos bordos incisais dos dentes no modelo. O realce dos bordos incisais dos dentes no modelo com esta tinta não deixou marcas visíveis - os bordos dos dentes no modelo permaneceram em estado puro, sem uma camada espessa de "tinta". No entanto, sob iluminação UV com o comprimento de onda adequado, os bordos incisais formaram um forte contraste com o resto da impressão. O autor concluiu que a subjetividade do utilizador foi reduzida ao selecionar as partes dos dentes anteriores a realçar e que esta técnica se prestava à fácil criação de sobreposições utilizando software de processamento de imagens como o Adobe Photoshop e o Image J.[62]

MICROSCÓPIO ELECTRÓNICO DE VARRIMENTO

Foi efectuado um estudo para analisar um caso de homicídio e descrever as impressões dentárias da vítima e os bordos incisais dos dentes anteriores do suspeito. As observações foram efectuadas através de estereomicroscopia, microscopia eletrónica de varrimento e estereografia métrica.
O caso remonta a 1957, quando uma mulher foi assassinada em Oslo. O seu seio esquerdo apresentava marcas de dentes. Em consequência, um homem foi detido e condenado a prisão perpétua com base, entre outras coisas, nas marcas de dentes, após o que solicitou um novo julgamento. O atual autor foi nomeado como novo perito dentário. O autor recebeu o peito fixo, modelos da mordida e modelos dos dentes do condenado, bem como várias fotografias. Os pormenores caraterísticos foram anotados através de um exame visual, de uma lupa e de um estereoscópio com lentes. Foram tiradas imagens estereoscópicas e o material foi examinado por microscopia eletrónica de varrimento e por um método gráfico estereométrico que permite captar o contorno ou a impressão de um dente ou o bordo de uma mordida com grande pormenor em três dimensões, sob a forma de um mapa de contorno. Este método nunca tinha sido utilizado para analisar impressões dentárias em pele humana. Após um exame pormenorizado, não foram encontradas discrepâncias e foram evidenciadas numerosas caraterísticas concordantes entre as marcas dentárias e os dentes do condenado. O autor concluiu, portanto, que as marcas de dentes no peito provinham muito provavelmente dos dentes do condenado.[63]

Foi realizado um estudo para identificar a presença de caraterísticas tridimensionais invulgares numa mordedura com a utilização adicional de microscopia eletrónica de varrimento (SEM). O autor estudou um caso ocorrido em 24 de outubro de 1982 na Geórgia, EUA, quando o corpo de uma mulher negra de 21 anos foi encontrado num terreno não urbanizado. A lesão ovalada, padronizada, esfolada e minimamente contundida, consistente com uma ferida de mordedura, foi analisada na pele do epigástrio. Suspeitou-se imediatamente de um homem negro que vivia com o falecido, que foi detido em 26 de outubro de 1982. As impressões dentárias do suspeito foram comparadas com a fotografia da mordedura da vítima e pareciam ter algumas semelhanças, mas a interpretação da parte superior da mordedura na fotografia continuou a ser um problema. Por conseguinte, o autor examinou o modelo superior do suspeito com mais pormenor num microscópio eletrónico de varrimento na Divisão de Ciências Forenses da Geórgia. A análise pormenorizada das fotografias SEM das mordeduras pelo autor revelou que todas estas caraterísticas eram uma correspondência positiva entre os dentes do suspeito e a mordedura em questão. Apesar do facto de muitas marcas de mordedura não mostrarem "profundidade", o autor conseguiu demonstrar neste estudo a presença desta terceira dimensão, que pode fornecer dados importantes para fins de prova. Devido à alta resolução e ampliação do MEV, algumas caraterísticas tridimensionais invisíveis a olho nu puderam ser mostradas com bastante clareza. O autor concluiu com este estudo que a microscopia eletrónica de varrimento pode ser uma ferramenta valiosa para os dentistas forenses na análise de mordeduras.[64]

Um estudo examinou a resolução do trauma cutâneo utilizando a microscopia eletrónica de varrimento (MEV) em diferentes preparações de pele. Nos casos em que existiam feridas e traumatismos violentos, muitas lesões do tecido cutâneo puderam ser visualizadas com a MEV, embora não fossem facilmente visíveis a olho nu. O trauma tecidular foi induzido em couro, pele preservada, pele fresca e pele viva, utilizando matrizes de diferentes tamanhos de rosca. Foram aplicadas forças de pressão calibradas em libras por polegada quadrada (psi) e foram efectuadas impressões com vinilpolissiloxano. Foram feitas impressões positivas de tecido com resina de isocianato para exame SEM. Após o revestimento por pulverização catódica da impressão com 35 nm de ouro-paládio, foram obtidas imagens de microscopia eletrónica utilizando um microscópio eletrónico de varrimento. Para obter uma boa resolução, foram utilizadas larguras de rosca de 52, 104 e 208 fios por polegada (tpi) e forças traumáticas de 150, 200 e 250 psi para fabricar as impressões. Os autores analisaram as micro-ranhuras identificadas nas roscas das matrizes.
A pressão óptima para os estudos de resolução foi de 150 psi utilizando a matriz de 52 tpi na amostra de couro (4,67 ±,88 pm, p = 0,046 e 0,025, respetivamente, por ANOVA). A resolução foi então comparada com o couro utilizando pele

preservada, pele fresca e pele viva. A resolução com pele conservada e pele fresca foi inferior à do couro (9,00 ± 1,73 e 10,5 ± 4,5 vs. 4,67 ± 0,88 pm, p = 0,09 e p = 0,20, respetivamente). A resolução da pele viva foi de 3 щт a 52 tpi e 100 psi. Foram também analisadas diferentes ferramentas na amostra de couro para impacto de força bruta. A resolução pós-trauma foi estudada a 0 (3 щm), 5 (6 pm), 10 (8 щm) e 20 (9 pm) minutos em tecido vivo. Uma comparação entre as micro ranhuras nas pegadas da matriz e as pegadas do trauma do tecido revelou uma concordância notável tanto na linearidade como na resolução. A análise de microstripes indicou que eram visíveis caraterísticas morfológicas discretas no trauma do tecido cutâneo. Os autores concluíram que este método poderia alargar a gama de ferramentas disponíveis para o exame forense de lesões por traumatismo contundente.[65]

TRANSILUMINAÇÃO

Um estudo descreveu uma técnica não destrutiva chamada transiluminação, um método simples e eficaz que permite preservar indefinidamente as marcas de dentadas (ou outros padrões de lesões traumáticas) na sua forma tridimensional original. No seu estudo de transiluminação, os autores utilizaram o seguinte equipamento: uma caixa de luz com um reóstato variável, uma lâmpada "suave" de 75 W, tiras de cartão preto de diferentes tamanhos e um dispositivo de bancada fotográfica. A preparação tridimensional excisada com o seu tecido muscular foi removida e montada numa placa de vidro transparente que repousava sobre a caixa de luz. A luz era transmitida através da preparação e a sua intensidade era variada através de um reóstato. Os autores constataram que a fluoroscopia lhes permitia ver através da epiderme, da derme, do tecido conjuntivo e do tecido adiposo, e observar sinais de hemorragia subcutânea quando uma mordedura tinha sido infligida ante mortem. A orientação da mordedura pode ser facilitada por fluoroscopia. Uma vez que o anel de retenção no qual a amostra foi recolhida funcionava simultaneamente como estabilizador tridimensional e como marcador de identificação (orientação da mordedura no corpo da vítima), o padrão de hemorragia subcutânea podia ser facilmente distinguido entre o arco superior e o arco inferior na maioria dos casos. Verificaram também que, variando a intensidade da luz transmitida pela preparação durante a fluoroscopia, era possível identificar áreas com diferentes intensidades de hemorragia, determinar a sua posição em relação às mordeduras e, assim, deduzir as quantidades relativas de força com que tinham sido infligidas. Se um dos lados da marca de mordedura apresentasse maior sangramento sobre o mesmo arco, isso poderia indicar que a dentição do agressor tinha exercido maior pressão sobre esse lado da boca. Os autores concluíram, portanto, que a impressão dos dentes do agressor pode ser analisada e comparada anos mais tarde com o espécime preservado e a hemorragia subcutânea. Em combinação com ferramentas visuais, como os sistemas de registo fotográfico e de vídeo, isto poderia facilitar a comunicação das mordidas aos jurados durante um julgamento.[66]

TAC

Os autores apresentaram um caso para demonstrar a utilização da tomografia axial computorizada (TAC) para registar com precisão arestas vivas para comparação com marcas de mordedura. O estudo envolveu um caso de 4 de junho de 1984, em que uma criança do sexo feminino de 15 meses de idade, severamente maltratada, foi trazida para a sala de emergência do Redding California Memorial Hospital, Califórnia, EUA. As impressões dentárias da mãe foram fornecidas voluntariamente e as do padrasto foram obtidas por ordem judicial. Foi feita uma impressão em modelo e, neste caso, a TAC dos modelos forneceu registos precisos que permitiram determinar as duas dentições de onde provinham as mordeduras. Os resultados deste estudo mostraram que este método parecia dar um registo claro que podia ser facilmente utilizado em procedimentos de comparação, pelo que a precisão do procedimento permitia fazer determinações mesmo em casos difíceis com dentições semelhantes. Os autores salientaram a disponibilidade de aparelhos de TAC e a importância da sua utilização como complemento ou alternativa aos métodos de registo incisal já aceites.[67]

ANÁLISE DE MODELOS 2D- 3D

Os autores apresentaram uma abordagem à documentação, análise e visualização 3D baseada na fotogrametria forense 3D/CAD (FPHG) e na utilização de um scanner de superfície 3D. Esta abordagem fotogramétrica e o método de visualização utilizado representaram a primeira abordagem 3D à análise de mordidas num caso real. Não houve artefactos de distorção na documentação, como pode ser o caso com fotografias padrão. Todos os dados foram documentados através da medição métrica 3D, orientação e posterior análise no espaço 3D. Para além da análise métrica entre a marca de mordida e a impressão, este método utilizou as propriedades topográficas 3D de cada dente. Isto significa que as caraterísticas 3D das superfícies oclusais e dos bordos dos dentes anteriores eram muito importantes, uma vez que são os primeiros a tocar na pele. Os autores concluíram que, com base na representação 3D detalhada da impressão com as caraterísticas topográficas 3D dos dentes, a interação com a pele documentada em 3D podia ser visualizada e analisada no ecrã do computador.[68]

Os autores apresentaram uma técnica que utiliza a escala nº 2 da

American Board of Forensic Odontology (ABFO) em combinação com a tecnologia de scanner a laser e software de comparação utilizado na indústria automóvel para análise tridimensional (3D). O software 3D foi comparado através da análise das medidas da distância normal de cada ponto dos dentes em relação às marcas oclusais. Este método, desenvolvido pelos autores, criou uma representação colorida do modelo de taco binário, com a cor a indicar o desvio em cada ponto, e determinou também a correlação entre o taco binário e os dentes originais.[69]

Num estudo, os autores discutiram a natureza dinâmica das marcas de mordedura e a sua distorção pela posição anatómica da ferida ou pela elasticidade do tecido da pele. Descreveram um novo software, Dental Print (2004, Universidade de Granada, Departamento de Medicina Legal e Odontologia Legal, Granada, Espanha), que foi desenvolvido para criar sobreposições comparativas a partir de imagens tridimensionais das impressões dentárias do suspeito. As impressões de estudo foram feitas a partir de moldes precisos dos dentes superiores e inferiores do suspeito. Estas impressões foram colocadas no scanner 3D com os bordos oclusais virados para cima. As impressões dos maxilares superior e inferior foram digitalizadas separadamente. Para obter imagens exactas dos modelos dentários, foram utilizados diferentes valores de distância de digitalização e foram obtidas excelentes imagens 3D. O Dental Print foi utilizado para obter os bordos oclusais a partir das imagens 3D do modelo dentário e para criar sobreposições comparativas. Primeiro, os bordos oclusais do suspeito foram determinados a partir de todos os dentes digitalizados e, em seguida, o plano de contacto foi criado selecionando os pontos mais altos detectados nas áreas definidas nas imagens 3D. Os bordos oclusais foram então obtidos a partir do modelo de dados de impressão dentária e os autores imprimiram estes bordos oclusais numa folha de acetato transparente para criar as sobreposições. Neste estudo, os autores criaram sobreposições de comparação, evitando o viés associado à subjetividade do observador, uma vez que todo o processo de criação das sobreposições foi automático. O software permitiu aos utilizadores selecionar com precisão e objetividade os bordos oclusais de interesse nos dentes do suspeito. Além disso, o Dental Print criou diferentes sobreposições de comparação, utilizando seletivamente ferramentas que simulavam diferentes pressões de mordida ou distorções causadas pela dinâmica do processo de mordida. Os autores concluíram, portanto, que o software Dental Print melhora o processo de criação de sobreposições de comparação e, por conseguinte, representa um importante passo em frente na ciência forense para a análise de marcas de mordedura.[70]

O autor descreveu um método de comparação e análise de marcas de mordidelas deixadas na pele humana com a dentição de um suspeito. Neste estudo, as fotografias de mordeduras foram comparadas com sobreposições da dentição de um suspeito utilizando tecnologia de perceção de imagem. Esta tecnologia coloriu artificialmente áreas com os mesmos valores de intensidade e representou uma imagem 2D como um pseudo-objeto de superfície 3D. As fotografias das marcas de mordedura foram reduzidas à escala 1:1 utilizando o Adobe Systems Photoshop®. As impressões de estudos dentários foram digitalizadas. Foram criados overlays ocos e compostos a partir destas impressões. Uma fotografia de uma marca de mordida foi aberta com o software de perceção de imagem e foi selecionada uma área de interesse. Após esta seleção, foram adicionadas cores a diferentes áreas da imagem em escala de cinzentos. Depois, omitindo certas zonas de intensidade de pixéis, foi possível isolar a zona da imagem que apresentava a mordedura. Foi criada uma imagem detalhada da mordedura e a resolução da imagem foi modificada para ser compatível com a resolução da fotografia original. A imagem a cores da mordedura foi então sobreposta à fotografia original da mordedura utilizando o Adobe Systems® Photoshop®. A imagem melhorada podia então ser utilizada para criar uma sobreposição dos dentes do suspeito de morder. O autor concluiu que era possível, utilizando um software de perceção de imagem, representar uma imagem 2D como um objeto de superfície 3D. Isto permitiu ao investigador analisar a imagem de forma mais completa e chegar a uma conclusão mais exacta quanto à causa da mordedura.[71]

Os autores realizaram uma experiência para descrever um método semi-automatizado de comparação de modelos dentários 3D de voluntários com impressões de marcas de dentadas de uma cena de crime. Obtiveram os dados de voluntários do Instituto Forense de Indiana, em Indianápolis. Para testar o método, foram tiradas 15 impressões dentárias anónimas e foram recolhidos dois conjuntos de dados; um era a recolha de modelos dentários 3D e o segundo era a recolha de imagens de marcas de dentadas tiradas desses modelos dentários. Foi utilizado o seguinte método: primeiro, foi efectuada uma digitalização das impressões dentárias tridimensionais e, em seguida, foi capturado um contorno bidimensional dos dentes a partir de cada digitalização. De seguida, os contornos dos dentes foram capturados a partir de cada imagem de marca de mordida e cada contorno de imagem de marca de mordida foi comparado com cada contorno do modelo dentário, encontrando o alinhamento ideal e calculando a qualidade do ajuste. Finalmente, a comparação que deu o melhor ajuste foi determinada como a correspondência. A melhor correspondência foi então determinada através da execução desta comparação com uma série de modelos dentários candidatos. Os resultados foram depois comparados com um conjunto de referência através da mesma comparação efectuada por dois dentistas forenses. Este estudo mostrou que a utilização de contornos extraídos manualmente de imagens de marcas de mordida e a aplicação de métodos de comparação automática melhoraram os resultados de identificação em relação aos obtidos por dentistas forenses.[72]

ANÁLISE NUMÉRICA DE MORDEDURAS HUMANAS

Foi efectuado um estudo para examinar a validade de um método experimental de comparação digital assistida por computador de mordeduras humanas com base na definição quantitativa de dentes anteriores. O estudo baseou-se numa análise morfométrica de mordeduras, com base na definição quantitativa de dentes anteriores, registando geometricamente "feridas" de mordeduras marcadas em pele de porco e plástico, utilizando um software especial (Face comp). Cada marca foi fotografada e registada. Um programa especial forneceu automaticamente os valores dos factores de forma e das superfícies das figuras geométricas da amostra. Os valores obtidos para as amostras homólogas foram comparados com os valores heterólogos. A comparação estatística dos conjuntos foi efectuada por regressão linear, determinando o coeficiente de correlação e o coeficiente de determinação para cada valor. Os resultados mostraram apenas 4,8% e 2% de sobreposição entre os valores homólogos e heterólogos, respetivamente. Assim, com este estudo, os autores procuraram determinar quantitativamente os dentes anteriores da dentição humana. Da mesma forma, o procedimento descrito e os resultados obtidos suportam a vantagem dos estudos morfométricos e dos programas assistidos por computador como ferramentas adicionais no estudo morfológico das marcas de mordida, utilizadas com o objetivo de melhorar a precisão e a fiabilidade da identificação de um [73]
suspeito.

Os autores efectuaram estudos de validação do novo software Dental Print com marcas de mordedura experimentais em pele de porco. As marcas de mordedura foram fotografadas digitalmente de acordo com as diretrizes da ABFO para a preservação de vestígios. De seguida, as impressões dentárias utilizadas na experiência foram digitalizadas em 3D e 2D e foram criadas sobreposições de comparação utilizando o software Dental Print ou Adobe Photoshop. As imagens digitalizadas das marcas de mordida experimentais e os bordos de mordida obtidos nas sobreposições foram comparados por dois examinadores diferentes para analisar a influência da formação e experiência com os dois métodos. Os autores calcularam então a análise ROC (Receiver Operating Characteristic), a sensibilidade, a especificidade e os intervalos de confiança a 95% para cada ponto de corte. O perito que utilizou o Dental Print obteve os melhores resultados com uma área sob a curva ROC de 0,76 (SE=0,057; 95% CI = 0,652-0,876). Obtiveram-se valores de especificidade bastante elevados para o Dental Print, e os melhores resultados foram obtidos para o valor de corte, que distingue entre a resposta do examinador de "morder" e o resto dos resultados possíveis (especificidade 97,9%, 95% CI = 93,2% - 99,6%). Por conseguinte, os autores concluíram, com base nos seus resultados, que o Dental Print é uma ferramenta útil e precisa para a análise da mordida em medicina dentária forense.[74]

Um estudo examinou a adequação de dois métodos diferentes de identificação de mordeduras utilizando a análise digital. Foi pedido a uma amostra de 50 voluntários que colocassem marcas de dentadas experimentais nos braços uns dos outros. Foram feitas impressões de estudo em pedra das arcadas dentárias superior e inferior de cada voluntário. As marcas de mordida e as impressões de estudo foram fotografadas; as fotografias foram introduzidas no computador e os resultados foram analisados utilizando o Adobe Photoshop. Os autores utilizaram dois métodos de identificação (polilinha 2D e pintura). No método da polilinha 2D, foram escolhidos pontos fixos nas pontas dos caninos e foi traçada uma linha reta entre os dois pontos fixos na arcada dentária (linha inter-caninos). Entre os bordos incisais dos incisivos, foram traçadas rectas perpendiculares à linha intercaninos; as rectas e os ângulos obtidos foram calculados. No método da pintura, a identificação baseou-se na distância entre os caninos, na largura e espessura dos dentes e no valor de rotação de cada dente. Os resultados do estudo mostram que ambos os métodos são aplicáveis. Os autores concluíram que o método da polilinha 2D era mais cómodo de utilizar e dava resultados rápidos e legíveis por computador, enquanto o método da coloração dependia da leitura visual do operador.

Foi realizado um estudo com o objetivo de descrever um protocolo de comparação de identificações dentárias, envolvendo tecnologia de imagem digital. Foram criados espécimes digitais de *K (conhecido)* e *Q (duvidoso)* utilizando um computador e comparados espacial e quantitativamente. O modo digital permitiu a comparação métrica e morfológica direta utilizando uma câmara digital, um computador de secretária, um monitor e uma impressora. O conhecido programa de computador Adobe® Photoshop ® 5.0 (4) foi utilizado para processar a informação digital em dois casos forenses descritos neste artigo. O Photoshop® distinguiu-se pelas suas extensas funções de processamento de imagem, que permitiram que o ecrã do computador fosse utilizado como um microscópio de comparação quando as imagens das amostras Q e K foram justapostas e/ou sobrepostas. *As amostras* bidimensionais e tridimensionais *de* Q e *K* podiam ser digitalizadas individualmente e depois redimensionadas independentemente umas das outras para permitir a comparação bidimensional. O investigador também tinha a opção de criar imagens ampliadas (de 200% a 300%) quando a imagem digital original tinha sido obtida com uma resolução próxima da qualidade fotográfica (300 dpi). A comparação visual das caraterísticas físicas no ecrã do computador proporcionou um amplo campo de visão e um sólido controlo digital da qualidade da imagem. Os autores consideraram que as caraterísticas de medição e melhoramento fotográfico do Adobe® Photoshop® imitavam e, em alguns casos, excediam a utilização histórica de manipulações fotográficas tradicionais em trabalhos forenses. Os autores concluíram que a utilização adicional de métodos digitais se revelou útil na identificação final destes restos mortais humanos.[76]

Um estudo examinou as alterações nos registos de mordida superior e inferior que ocorrem quando os dentes anteriores são ocluídos sobre um objeto tridimensional em vez de um objeto plano. Foram efectuados registos oclusais dos dentes anteriores em 20 voluntários com dentição completa e não restaurada. Uma réplica de silicone foi moldada a partir de uma impressão de um braço real e dotada de uma superfície interna óssea rígida para servir de alvo de oclusão tridimensional realista. Foi pedido a cada participante que mordesse uma única camada de cera de registo de mordida amolecida, enrolada à volta do mesmo local do braço falso, bem como um disco plano do mesmo material. As marcas de registo de mordida superior e inferior foram depois digitalizadas no mesmo local utilizando um scanner plano. Os tamanhos das diferentes marcas de mordida foram analisados utilizando a análise de pontos de referência e pontos de referência semi-lunares para calcular as distâncias de Procrustes entre os contornos dos dentes. Para analisar a variação de forma entre os dois tipos de registo de mordida, foram realizadas análises de componentes principais sobre as pontuações de distorção parcial. Estes foram deduzidos das coordenadas parciais de Procrustes alinhadas com placas finas usando uma decomposição spline baseada na matriz de energia de flexão. Os resultados mostraram que havia diferenças significativas na forma dos dentes superiores ou inferiores quando estes eram ocluídos num alvo plano ou tridimensional. Os autores concluíram que a utilização do registo de mordidas planas pode ser um desafio na reconstrução e análise de marcas de mordidas humanas. [77]

Os autores constataram que a deteção macroscópica de hematomas em mordeduras humanas era inconclusiva e que os métodos histoquímicos de rotina para detetar eritrócitos extravasados podem não ser fiáveis.

Consequentemente, foi efectuada uma investigação em três casos forenses e num caso experimental. Foi utilizada a coloração azul de Leuco-Patente para a deteção da peroxidase, a coloração Amido-Schwarz-B para a hemoglobina, a reação de Perls para o ferro (hemossiderina), a reação de Masson-Fontana para a melanina, a coloração de Masson-Trichrom para o tecido conjuntivo e a reação de benzidina para a hemoglobina peroxidase. Os resultados do estudo confirmaram que o método da benzidina modificada é o indicador mais fiável da atividade da hemoglobina, especialmente quando dispersa no tecido extracelular. A resistência da enzima peroxidase eritrocitária às variações de temperatura e à reação de
A fixação apoiou o conceito de uma "pseudoperoxidase" nestas células. Os autores concluíram que a hemoglobina livre proveniente de mordeduras ou outras formas de traumatismo contundente pode ser melhor detectada pela reação da benzidina. [78]

BITEMARKS DO PERFILADOR

Foi realizado um estudo para analisar as duas práticas propostas na análise de marcas de mordida; a primeira era a previsão das caraterísticas dentárias a partir de uma marca de mordida (perfil de marca de mordida) e a compensação arbitrária de distorções fotográficas. Os autores explicaram que a investigação recente sobre os efeitos das propriedades inerentes à tensão da pele na análise de marcas de mordida indica que estas práticas precisam de ser revistas. Foi utilizado um dispositivo de mordedura para criar 66 marcas de mordedura na pele de cadáveres humanos. As marcas de mordedura foram depois fotografadas, ampliadas para um rácio de 1:1 e avaliadas utilizando o Adobe Photoshop. Foram utilizadas medições métricas/angulares e pousos dentários de volume oco. A distorção resultante foi calculada e avaliada por eles. Os resultados do estudo mostraram que as áreas de distorção não eram uniformes, tanto entre mordidas como dentro de cada mordida. Por conseguinte, uma ampliação ou redução uniforme da fotografia não corrigiria a distorção resultante. Em termos de caraterização das marcas de mordedura, 38% das mordeduras apresentavam padrões que poderiam induzir em erro aquando da caraterização. Havia caraterísticas presentes ou ausentes que não correspondiam à dentição do mordedor. Os autores concluíram, com base neste estudo, que a definição do perfil das marcas de mordedura e a compensação arbitrária das distorções podem ser desaconselhadas e que, na ausência de um cenário fechado, a definição do perfil de um mordedor a partir de uma marca de mordedura pode ser desaconselhada. Apelaram à prudência no que diz respeito à presumível alteração unilateral de marcas de mordedura fotográficas para se adaptarem à dentição de um suspeito, bem como à caraterização dentária final com base na marca de mordedura, a fim de minimizar a probabilidade de a ciência forense resultar na condenação de uma pessoa inocente, ou mesmo numa execução, devido a uma interpretação incorrecta da marca de mordedura.

Os autores consideraram que os casos de mordeduras continuavam a dar origem a controvérsia devido a frequentes desacordos entre peritos. Por conseguinte, avaliaram de forma independente cada ferimento utilizando uma combinação de 49 mordeduras de 2000 a 2007 para determinar a sua importância médico-legal, utilizando uma escala de gravidade da mordedura descrita anteriormente. Após a avaliação, a mordedura média foi classificada de acordo com o tipo de crime, o grau de concordância dos peritos e o resultado jurídico. Os resultados indicaram que as mordeduras encontradas em casos de abuso de crianças tinham um valor forense estatisticamente mais baixo do que as mordeduras encontradas noutros tipos de crimes, que as mordeduras em que os peritos concordaram tinham um valor forense mais elevado do que aquelas em que houve desacordo no julgamento e que os casos em que o ADN levou a uma absolvição tinham uma qualidade semelhante à dos casos em que houve uma condenação. Os autores concluíram que os odontologistas forenses devem avaliar cuidadosamente as marcas de dentadas e garantir que estas cumprem determinados padrões mínimos no que respeita à presença de caraterísticas de classe e individuais antes de procederem à análise.[80]

DISCUSSÃO :

O princípio da identificação de uma ferida como marca de mordedura é complexo e muito subjetivo, dependendo da gravidade e da situação anatómica. A prática da análise de marcas de dentadas é menos reconhecida. Uma vez identificada uma lesão como uma marca de mordida, a comparação do modelo gerado com a dentição de um suspeito é ainda mais controversa e é uma área muito debatida na prática dentária atual. Foram propostas técnicas avançadas, mas estas podem ser imprecisas e não existe consenso sobre qual o método de comparação a privilegiar. No entanto, o advento do ADN e a sua recuperação a partir de mordeduras tornou possível desenvolver um método objetivo de análise de mordeduras.

Apesar das vantagens do ADN, a comparação física dos dentes de um suspeito com marcas de dentadas continua a ser uma prática comum. Por este motivo, foram estudados e discutidos os vários aspectos da análise das marcas de mordedura.

PREVALÊNCIA E LOCALIZAÇÃO ANATÓMICA DAS MORDEDURAS HUMANAS

As mordeduras humanas podem ser um indicador útil de comportamentos anti-sociais. Estas mordeduras parecem variar consoante o momento, o local e a localização no corpo e as caraterísticas da vítima.

Um estudo concluiu que havia um excesso persistente de notificações de mordeduras humanas na cidade de Nova Iorque, de março a agosto de cada ano. [1717]Verificou-se também que a taxa de mordeduras nesta cidade era de 10,7 por 100 000 habitantes em 1977 e que estes resultados eram consistentes com os de outro estudo.[18] Verificou-se que a maioria das mordeduras (cerca de 63% com locais identificáveis) ocorreu dentro de casa.[17] Os resultados destes estudos indicam que as lesões por mordedura parecem ter um padrão sazonal claro e que se devem em parte a um comportamento agressivo.

Um estudo concluiu que os sinais de mordedura estavam associados aos seguintes tipos de crime: homicídio, incluindo tentativa de homicídio (53,9%), violação (20,8%), agressão sexual (9,7%), abuso de crianças (9,7%), roubo (3,3%) e rapto (2,6%).[20] Num outro estudo, os maus tratos a crianças representaram 32,8% dos casos.[21]

Idade e género

Um estudo concluiu que a frequência de mordidelas era elevada em adolescentes e adultos jovens.[17] Este facto é consistente com os resultados de

Pretty IA e Freeman AJ, que encontraram mordeduras em 81,3% dos jovens adultos.[20, 21] Aproximadamente 28% das vítimas do sexo masculino e 7,5% das vítimas do sexo feminino tinham menos de 18 anos de idade, 20
Idade.[20]

[19,20,21]**Vale GL, Pretty IA e Freeman AJ** descobriram que a probabilidade de ser mordido era maior nas mulheres do que nos homens ( ) e que mais de 50% dos homens no estudo eram os suspeitos no caso - salientando a necessidade de examinar cuidadosamente este grupo de indivíduos para detetar marcas de mordidelas.[19,21] Estes resultados foram uma consequência do comportamento agressivo dos machos.

Num outro estudo, foram mordidos mais homens do que mulheres; o número de mulheres mordidas foi superior ao dos homens entre os 10 e os 20 anos, e depois as vítimas do sexo masculino ultrapassaram as do sexo feminino.[17]

Posição no corpo

[17]Das regiões gerais do corpo mordidas, a maioria das mordidas foi nas extremidades superiores (61,2%), o que foi consistente com os resultados de outro estudo em que a distribuição das mordidas foi entre 60% e 75% em locais semelhantes.[18] Estes resultados foram semelhantes aos de **Vale GL**, onde as vítimas do sexo masculino foram mordidas nas extremidades superiores em 53% dos casos. Em contraste, **Pretty IA e Freeman AJ et al**. verificaram que as mordeduras eram mais comuns no peito, braços e pernas nas mulheres.[20, 21] Todas as crianças do sexo masculino tinham sido mordidas nos seus órgãos genitais. As crianças do sexo feminino foram mordidas em quase todas as zonas, incluindo o rosto (21%), as pernas (17%), os braços (17%) e as nádegas (12%).[20]
A posição anatómica de um local de mordedura é crucial para a sua capacidade de ser analisada. Considerando que o peito é, de longe, o local de mordida mais comum, isto coloca um problema considerável. O tecido mamário é muito móvel e deforma-se facilmente, pelo que pode ser difícil determinar a posição do peito durante a mordedura ou o efeito da força de mordedura na deformação do tecido e, por conseguinte, na lesão.
Os resultados mostram que as mordeduras podem ser encontradas em quase todas as localizações anatómicas. O tipo de crime, a idade e o sexo da vítima têm um impacto na localização provável de uma mordedura. Infelizmente, os dados disponíveis não são suficientes para analisar o impacto do tipo de crime na localização da mordedura. No entanto, estes dados realçam a necessidade de

uma vigilância extrema.[20]

FOTOGRAFIA DE MORDIDAS

A reprodução visual de provas é geralmente utilizada para substituir objectos físicos. A fotografia é um instrumento fundamental da ciência forense. [16] A pele humana é um meio pobre para impressões dentárias, pelo que é necessário fotografar as mordeduras da pessoa assassinada o mais rapidamente possível e preparar o caso contra o acusado com medidas lineares precisas e comparações pormenorizadas.[22]

As mordeduras em lesões cutâneas ou em objectos são fotografadas para documentação probatória, conservação e análise. Os vários estudos tentaram eliminar o fator de distorção das fotografias para garantir resultados fiáveis. [16]

Num estudo de **Furness J**., as marcas de dentes no corpo foram fotografadas e colocadas ao lado das impressões digitais com uma régua, sendo depois ampliadas. Utilizando este novo método, as marcas de mordedura dos dentes do suspeito na vítima puderam ser reproduzidas e comparadas com exatidão. Concluiu que o novo método era simples, exato e, no entanto, de fácil compreensão para os leigos, e demonstrou como estas conclusões podiam ser obtidas em tribunal. [23]

Rawson RD et al. compararam o seu método de análise de padrões de mordida fotograficamente distorcidos durante o registo com a marca de mordida hipotética normalizada do ABFO Bite Mark Standards Committee. Concluíram que deveria ser colocada uma escala circular na fotografia para calcular o ângulo fotográfico e também permitir a correção adequada do ângulo de visão antes de efetuar comparações. [31]

Num outro estudo, **West MH** et al. examinaram as possibilidades da fotografia UV para registar mordeduras e tentaram normalizar uma técnica de fotografia UV de mordeduras na pele humana. Concluíram que esta técnica poderia ser utilizada para salvar provas anteriormente consideradas inutilizáveis, que poderia ser particularmente valiosa quando a vítima de um crime morde o seu agressor, que pode não ser preso durante vários meses, e que é necessária mais investigação em pessoas vivas para estudar diferentes situações experimentais.[25]

O estudo Wright-FD concluiu que a fotografia de luz visível captou feridas com imagens nítidas, enquanto a fotografia UV de todas as marcas de mordedura associadas não captou feridas com um elevado nível de evidência e a fotografia IV apresentou resultados variáveis. Os resultados deste estudo de caso demonstram o valor da fotografia na restauração e preservação de marcas de dentadas e feridas com padrões como meio de documentação para fins de prova em futuros processos judiciais.[24]

Num estudo, **Robinson E. et al.** descobriram a utilidade da fotografia de linhas de argila (impressão de linhas) para fotografar mordeduras. Os seus estudos mostraram que a fotografia de linhas em barro, um método pouco dispendioso, permitia traçar os contornos de uma mordedura. Tratava-se, portanto, de um instrumento poderoso, fácil de reproduzir e cujo valor residia na sua simplicidade de execução, bem como na ajuda que poderia prestar a um juiz ou júri.[27]

Golden G. S. comparou o aspeto fotográfico de várias feridas de mordedura em indivíduos vivos e mortos para determinar a consistência e utilidade da visibilidade do padrão de mordedura com luz fluorescente versus luz de espetro total. Verificou que o aspeto fotográfico de uma ferida por mordedura tirada com luz monocromática alternada de 450 nm era mais pronunciado do que o das fotografias tiradas em condições de luz de espetro total. Esta melhoria permitiu ao autor identificar melhor as alterações no tecido dérmico e epidérmico resultantes das mordeduras. [29]

Karazulus CP et al. estudaram a eficácia da técnica de melhoramento digital (software Lucis) na melhoria do pormenor e do contraste de uma imagem de marca de mordida mal fotografada. Os autores concluíram que a técnica de melhoramento digital melhora efetivamente a resolução das imagens de marcas de mordida e é uma ferramenta valiosa para os dentistas.[30]

Noutro estudo, **Bowers CM & Johansen RJ** determinaram as categorias de distorção de perspetiva e paralaxe em mordidas e validaram a utilização de ferramentas de imagem digital Adobe® Photoshop® para corrigir certos tipos de distorção. Criaram também um protocolo forense para verificar a exatidão das fotografias de provas que requerem precisão dimensional. [16]

RADIOGRAFIA

A radiografia tem a vantagem de penetrar nos tecidos e registar provas. Os odontologistas forenses baseiam-se em grande medida na radiografia dentária para comparar ou excluir filmes ante-mortem e post-mortem para efeitos de identificação.

Rawson RD & Kinard J.G. alargaram a utilização experimental da radiografia à obtenção de imagens precisas dos contornos dos incisivos para fins comparativos e descreveram uma técnica para interpretar marcas de mordida utilizando radiografia de tecidos moles. Concluíram que a radiografia de mordida com contraste proporcionava um exame mais completo e uma melhor compreensão da mordida, e defenderam que a técnica deveria ser considerada como um complemento para substituir as técnicas fotográficas padrão para a deteção de mordidas. [15]

VIDEOTAPE

Até agora, as fotografias de mordeduras têm sido utilizadas para estudar um acontecimento dinâmico de uma forma estática. Com o advento das câmaras de vídeo compactas, os odontologistas podem agora documentar marcas de mordidelas em fita de vídeo e também registar a dinâmica de uma mordidela na carne humana.

West M H & Frair J estudaram a dinâmica das mordeduras gravadas em cassete de vídeo e mostraram claramente a tridimensionalidade da mordedura em movimento para comparação e representação da ação ocorrida. Concluíram que a dinâmica da mordedura podia ser melhor representada por este método do que utilizando apenas imagens fixas e que desempenhava um papel importante na documentação das marcas de mordedura. [14]

RECUPERAÇÃO DE SALIVA DA PELE HUMANA

As mordeduras humanas são frequentemente encontradas em crimes violentos. É difícil comparar uma área de ferida em superfícies elásticas e curvas da pele com os dentes de um suspeito.

Por conseguinte, **Sweet D et al.** investigaram a deteção de ADN salivar para identificar o mordedor utilizando a técnica de esfregaço duplo (um esfregaço húmido seguido de um esfregaço seco). Verificaram que esta técnica produzia a percentagem mais elevada de saliva na pele humana, indicando uma melhoria em relação à técnica convencional de esfregaço húmido simples.[33]

É possível obter estreptococos orais de mordeduras e comparar as suas impressões digitais genómicas com isolados provenientes apenas dos dentes do mordedor. Este método de impressão digital envolve a extração, a purificação e a digestão com endonuclease de restrição do ADN genómico, o que é trabalhoso e, por conseguinte, limita o número de isolados que podem ser analisados.

Assim, **Rahimi M et al** estudaram o método AP-PCR, que permite a análise mais rápida de um maior número de bactérias sem perda aparente de resolução, para a comparação genotípica de estreptococos orais obtidos de mordeduras humanas recentes com os obtidos dos dentes do mordedor. Os autores concluíram que esta abordagem poderia ser aplicada à análise de mordeduras em situações em que o suspeito só é identificado vários meses após o ataque.[35]

As manchas de saliva representam um desafio particular no domínio forense, uma vez que o analista tem frequentemente de equilibrar o valor da presumível indicação do fluido com o potencial da análise do ADN para fornecer informações de identificação.
Por conseguinte, **Myers JR & Adkins WK** propuseram-se encontrar um teste de despistagem salivar específico e sensível, comparando três técnicas - SALIgAE, Phadebas e o teste de mini-centrifugação amido-iodo. Verificaram que o teste Phadebas tinha uma sensibilidade elevada e permitia ao analista obter o máximo de informações sob a forma de dados relativos aos fluidos corporais e resultados de ADN, devido ao consumo de uma pequena quantidade de amostra.[32]

São utilizados muitos métodos, tais como luz UV, laser, enzimas e sais, para detetar saliva seca, mas as limitações de cada teste significam que não podem competir com a eficiência e rapidez da espetroscopia de fluorescência. A saliva contém *uma* enzima, a amilase, que tem um espetro de emissão caraterístico a 345-355 nm quando excitada a 282 nm, e pode ser identificada por espetroscopia de fluorescência. Um estudo descreveu um método rápido, sensível e não invasivo para detetar saliva seca na pele humana utilizando a espetroscopia de fluorescência, que pode ajudar na identificação forense.[34]

Na ciência forense, a distinção dos fluidos corporais é importante para elucidar os pormenores de um crime. A deteção de saliva pode ser utilizada como prova em crimes sexuais, uma vez que é importante para a identificação de marcas de mordedura e útil para delinear possíveis amostras de teste antes da tipagem de ADN. Os métodos tradicionais de identificação da saliva baseiam-se na deteção de

atividade da enzima salivar *a-amilase*. No entanto, foi referido que a deteção de Streptococcus salivarius é possível para provar a presença de saliva numa amostra forense. Os métodos de deteção de saliva que utilizam a PCR e a eletroforese em gel eram relativamente complicados, demorados e difíceis de aplicar a amostras de saliva degradadas.[36]
No seu estudo, **Nakanishi et al.** descreveram um método simples e rápido para a deteção de S. salivarius em amostras forenses, utilizando a amplificação isotérmica mediada por laço (LAMP). A amplificação LAMP é muito mais

eficiente e consome menos tempo do que os métodos tradicionais e não requer equipamento sofisticado. Por conseguinte, este método pode ser considerado como uma nova abordagem à identificação de saliva, oferecendo as vantagens da simplicidade e da rapidez.[36]

PICADAS RECUPERAÇÃO DA PELE

O registo, a preservação, a avaliação e a subsequente interpretação das marcas de mordedura em processos penais são de importância fundamental em termos de prova. Os procedimentos normais para o registo de marcas de mordeduras consistem em fotografias, esfregaços, impressões de mordeduras e padrões positivos de tártaro. O procedimento tradicional é moroso, difícil de aplicar, confuso, requer equipamento especial e alguns conhecimentos sobre o manuseamento destes materiais. A interpretação do padrão "positivo" de mordedura de pedra também é difícil.

Rao VJ & Souviron RR descreveram um método para remover estas marcas assim que são identificadas como marcas de dentadas. Utilizaram o método de pó e pincel utilizado para a recolha de impressões digitais e conseguiram remover marcas de dentes da superfície do corpo de vítimas vivas e mortas. O método é simples, económico e não requer conhecimentos especializados, pelo que qualquer técnico ou investigador do local do crime pode remover uma marca de dentada utilizando este método. Para além disso, a marca de mordedura levantada pode ser examinada ao microscópio no cartão. A ampliação permite ver os pormenores da anatomia interna da mordedura. Este método fornece ao odontologista forense uma ferramenta adicional para tirar conclusões sobre a análise de uma determinada marca de mordedura.[37]

As marcas de mordedura podem ser detectadas tanto em vítimas vivas como em vítimas mortas, utilizando técnicas de impressão para captar a topografia da superfície da área da pele afetada pela ferida. Se a vítima estiver morta, também pode ser possível remover a pele para examinar as camadas mais profundas do padrão da ferida com mais pormenor. Se for necessário efetuar uma impressão da superfície do tecido de uma vítima viva, o odontologista necessitará de uma matriz rígida para suportar o material de impressão. Se a pele tiver de ser removida de uma vítima morta, é também necessária uma matriz de suporte rígida para preservar o contorno anatómico da superfície. São geralmente utilizados anéis de vários tamanhos para envolver as mordeduras. [42]

Sweet D & Bastien RB desenvolveram um método único e prático para aquecer e dar contorno a um anel de plástico de acrilonitrilo-butadieno-estireno (ABS) com sal de cozinha sobre uma fonte de calor. Quando este anel foi aplicado na pele da vítima falecida e foi adicionado um material de suporte para

o apoiar, a pele e a mordedura puderam ser removidas de uma forma mais previsível, mantendo o contorno anatómico. 42
A pele excisada sem suporte com mordeduras pode encolher 50% ou mais. Em 1981, foi desenvolvido um método de colagem de anéis na pele para minimizar a distorção dos tecidos durante a excisão. Na literatura científica, existem poucas provas empíricas da preferência de uma técnica de colagem/sutura em relação a outra. [39]

Num estudo de várias fases, **Desranleau S & Dorion RBJ** compararam a utilização de diferentes materiais adesivos (Loctite Super Glue Gel, Derma Bond, Vet Bond), produtos de limpeza (etanol, detergente para a máquina de lavar loiça e espuma de barbear) e depilatórios (Veet) com os efeitos da adesão do anel na pele. Verificaram que a humidade da superfície era o fator mais influente na adesão do anel à pele, seguido do tipo de material adesivo, da sua "frescura" e do produto de limpeza utilizado para preparar a pele. A utilização de depilatórios ou de espuma de barbear deve ser evitada. [39]
Na segunda fase do estudo, os autores verificaram que a técnica de excisão da medula espinal tipo V de Dorion podia reduzir significativamente o risco de distorção dos tecidos. A pele deve estar isenta de humidade, depilada e limpa com detergente líquido e etanol a 98,9%, evitando a utilização de cremes de barbear e/ou depiladores químicos se estiver prevista a colocação de anéis. Recomenda-se a utilização de cianoacrilato não aberto, sendo o Permabond o cianoacrilato de eleição. [40]

RECUPERAÇÃO DE ADN

Os dentes são mais resistentes do que a maioria dos tecidos humanos à deterioração post-mortem e às mudanças extremas de temperatura e pressão ambiente. Devido a esta resistência, os dentes podem ser examinados como um método para estabelecer a identidade de uma pessoa falecida. Além disso, os tecidos duros dos dentes e, em alguns casos, os tecidos moles podem fornecer aos investigadores outras fontes de dados forenses. Podem ser um método eficaz de ligar o corpo da vítima a provas biológicas encontradas no local do crime.[43]
As mordeduras humanas em homicídios, agressões sexuais e abusos são frequentemente distorcidas devido à elasticidade e curvatura da pele. Os métodos padrão de análise de mordeduras humanas incluem a comparação física sistemática do padrão da ferida em fotografias ou impressões em tamanho real com modelos dos dentes do suspeito. Estas comparações são

frequentemente subjectivas e dependem da experiência e dos procedimentos utilizados pelo dentista. A saliva, que normalmente é libertada quando ocorre a mordedura, pode ser recolhida e analisada para identificar o culpado.[45] O ADN pode ser extraído da saliva humana depositada na pele e tipificado em conformidade.[47]

Assim, **Sweet D & Lorente JA** investigaram a possível utilização do ADN em manchas de saliva na pele para tirar conclusões sobre o papel que um suspeito poderá ter desempenhado na ocorrência de uma determinada mordedura. O ADN foi extraído utilizando o método Chelex modificado e submetido a tipagem baseada em PCR. Verificaram que o sucesso da amplificação por PCR era independente do tempo decorrido desde a deposição ou da concentração de ADN na amostra de saliva. O perfil de ADN do agressor podia ser distinguido do da vítima através da utilização de amostras de controlo adequadas. No presente estudo, utilizando controlos tanto da vítima como do dador de saliva, foi sempre possível identificar a fonte do ADN. Os resultados apresentados pelos autores mostram que os vestígios de saliva contêm quantidades forenses significativas de ADN.[45]

Noutro estudo, **Sweet D & Shutler GG** descobriram que os resultados da tipagem de ADN da mordedura eram consistentes com os resultados da tipagem de ADN de outros vestígios biológicos das amostras genitais da vítima. Concluíram que a mordedura e as provas de ADN podiam ser utilizadas para selecionar suspeitos, mesmo que a quantidade de provas obtidas a partir da mordedura fosse considerada mínima.[46]

BISSABDRÜCKE

Morder em legítima defesa é um instinto natural e também um mecanismo reflexo. No caso de uma agressão sexual, o agressor morde a vítima num momento de prazer e deixa marcas de dentes no corpo da vítima. Estas marcas de mordedura podem ser úteis para identificar o agressor.

Num estudo experimental de antropologia clínica que envolveu duzentas e dezasseis pessoas de ambos os sexos, com idades compreendidas entre os 18 e os 25 anos, os investigadores descobriram que as mordidas femininas eram mais pequenas e superficiais, enquanto as mordidas masculinas eram comparativamente maiores e mais profundas. Descobriram também que a determinação da identidade de género através da medição da forma do arco da impressão de uma mordida era estatisticamente significativa.[48]

A utilização de impressões ou vestígios deixados na pele pelos dentes humanos para efeitos de identificação é amplamente reconhecida nos meios científicos, policiais e judiciais. Se forem corretamente conservadas e analisadas, as mordeduras podem ser utilizadas para estabelecer uma ligação entre o autor e a vítima de um crime. As marcas de mordedura na pele humana são, pela sua própria natureza, particularmente efémeras, razão pela qual a preservação das provas é uma necessidade. Um dos métodos de preservação de provas consiste em recolher uma marca de mordedura e, em seguida, criar um modelo do local da mordedura. [49]

Benson BW et al. descreveram uma técnica de moldagem por mordedura utilizando uma pasta de moldagem de vinilpolissiloxano (Exaflex). No seu estudo, os vinilpolissiloxanos foram considerados os mais estáveis, com apenas 0,05% de deformação após 24 horas, tornando esta classe de material de moldagem a mais adequada para fins forenses, e o metacrilato de metilo, um material acrílico auto-endurecedor, foi recomendado como um suporte conveniente e rígido para estabilizar a moldagem durante a remoção e o manuseamento subsequente.[49]

As impressões de oclusão num substrato altamente deformável, como a pele, são mais difíceis de analisar, uma vez que a pele humana é um substrato muito pobre para a obtenção de impressões nítidas. Por conseguinte, **Fonseca GM et al.** investigaram a reprodutibilidade da elasticidade e deformabilidade da superfície da pele utilizando impressões de poliéter, que podem durar mais tempo, facilitando os procedimentos de comparação. Verificaram que o poliéter mantém o seu tamanho e forma originais mesmo quando fortemente deformado. É capaz de obter uma reprodução superior de pormenores e é uma excelente opção para criar modelos de feridas positivas para comparação dinâmica positiva. [50]

Os criminosos parecem não resistir à comida que encontram nos locais de crime e deixam marcas de dentadas nos alimentos não consumidos. A ideia de fazer impressões e modelos não era de todo simples; anteriormente, utilizava-se o gesso, mas este retirava a água dos alimentos, depois vieram os alginatos, que alteravam as dimensões e retiravam a resistência do material. Os hidrocolóides reversíveis permitiam reproduzir os mais pequenos pormenores, mas não havia uma separação clara do modelo. O método de fixação permanente da mordida consistia em manter o material no frigorífico ou fotografá-lo a preto e branco e a cores e compará-lo com uma régua, mas ambos os métodos eram insatisfatórios, porque no primeiro caso o material encolhia e no segundo era difícil de apresentar a um leigo.[52]

Por conseguinte, **Stoddart TJ** desenvolveu um método de fabrico de modelos

permanentes num material duro adequado, idêntico ao da mordedura, para facilitar a comparação com os dentes do suspeito. No seu estudo, o autor concluiu que o silicone e o hidrocal são materiais de modelação úteis para criar réplicas altamente precisas de mordeduras para fins forenses.[52]
As marcas de dentadas são cruciais para a condenação dos arguidos. A avaliação e interpretação das provas é o mais difícil, mas é um processo complexo e em constante evolução que utiliza as mais recentes descobertas tecnológicas. A análise das provas requer a comparação da marca de dentada desconhecida com espécimes conhecidos dos dentes do suspeito. Os alimentos e outros objectos compressíveis registam uma mordedura da mesma forma que os materiais de impressão, mas com maior margem de distorção. Este facto torna-os difíceis de analisar. [53]
No seu estudo, **Stavrianos C et al.** descobriram que a técnica de sobreposição assistida por computador com o software Adobe Photoshop CS4 para análise de mordidas era tão exacta como o método de acoplamento para mordidas numa maçã e poderia ser útil para uma grande variedade de substratos. [53]

FUNDOS DENTÁRIOS

A marca de mordida pode ser vista como um reflexo da disposição e das caraterísticas da dentição. Para analisar as marcas de mordida, as impressões dentárias são tradicionalmente efectuadas em gesso dentário. O gesso dentário é frágil e opaco em comparação com os materiais plásticos.[54]
McKinstry RE apresentou duas técnicas para produzir impressões dentárias em resina transparente para ajudar na análise de mordidas. A primeira técnica envolvia a produção de impressões dentárias do suspeito de morder, endurecidas à luz visível, que podiam ser comparadas com as mordeduras da vítima ou com fotografias das mordeduras. O processo era rápido, mas o plástico não endurecia com clareza suficiente para permitir a visualização completa através dos dentes. A segunda técnica consistia em fazer impressões dentárias em resina epóxi cristalina dos dentes do alegado mordedor, o que permitia a visualização através dos dentes ao fazer comparações. Estas impressões podiam então ser utilizadas para analisar as marcas de mordedura. Descobriu também que os moldes de resina eram menos frágeis do que os moldes de tártaro, pelo que podiam ser guardados durante anos sem risco de se partirem. As técnicas eram, por conseguinte, simples e pouco dispendiosas.[54]

PRODUÇÃO DE SOBREPOSIÇÕES DE MARCAS DE DENTADAS

As marcas de oclusão são geralmente analisadas através de técnicas de comparação, que podem ser diretas ou indirectas. A escolha da técnica depende em grande parte da preferência do utilizador. Os métodos diretos utilizam um modelo dos dentes do suspeito, que é depois comparado com fotografias em tamanho real da marca de mordedura. Os métodos indirectos utilizam películas transparentes sobre as quais são desenhadas as marcas de mordedura dos dentes do suspeito.[55]

As sobreposições transparentes podem ser facilmente obtidas colocando uma folha de acetato sobre uma impressão dos dentes do suspeito e, em seguida, traçando os bordos da mordedura com uma caneta indelével; no entanto, este método de traçado à mão livre pode levar a distorções e erros. **Dailey JC** utilizou uma fotocopiadora para fazer cópias de alta qualidade e em tamanho real do modelo em papel, que foram depois copiadas para acetato para utilização na análise da marca de mordida. Apenas os contornos dos bordos incisais dos dentes em causa foram desenhados na sobreposição, para que o examinador pudesse ver a marca na sua totalidade. Este método é uma técnica rápida, pouco dispendiosa e precisa, que facilita a realização de uma impressão à mão livre das superfícies oclusais dos dentes.[56]

Num estudo, **Kouble RF & Craig GT** compararam estas duas técnicas com o seu método que utilizava sobreposições fotocopiadas. Descobriram que as sobreposições criadas com fotocopiadoras atribuíam as marcas de dentadas corretas aos modelos corretos com muito mais precisão, independentemente de a marca de dentada ter sido tirada por fotografia ou impressão digital. As sobreposições de fotocópias também foram mais sensíveis do que os outros dois métodos de atribuição das marcas de mordida corretas aos modelos corretos.[55]

Os odontologistas forenses analisam as semelhanças e as correlações comparativas entre dentes conhecidos e mordeduras desconhecidas em objectos. A análise de provas requer uma comparação entre impressões desconhecidas encontradas na pele ou em objectos e espécimes conhecidos (em latim: *exemplare*) dos dentes do suspeito. O exemplar de dente, qualquer que seja o método utilizado para o produzir, é designado por "overlay" quando os dados da superfície oclusal são transferidos para acetato transparente. A comparação física dos dentes de um suspeito de mordedura utilizando sobreposições de comparação de cavidades é uma técnica comum em odontologia forense. São utilizados diferentes métodos para registar caraterísticas como o tamanho, a forma e a posição dos dentes e para criar sobreposições. Estes incluem o método assistido por computador, a impressão manual a partir de moldes de gesso, a impressão manual a partir de moldes de cera, a impressão manual a partir de radiografias e, finalmente, o método de impressão radiográfica.

Sweet D & Bowers CM compararam os cinco métodos comuns de fabrico de overlays acima mencionados, utilizando imagens digitais de impressões dentárias como padrão de referência. Concluíram que o método de fabrico assistido por computador era o mais exato dos métodos estudados. O método radiográfico provou ser mais preciso do que o método xerográfico em termos de medição da superfície dentária.[57] No entanto, em termos de rotação do dente, o oposto foi verdadeiro, o que é consistente com os resultados de **Maloth S & Ganapathy KS.** Estes autores também verificaram que o pacote de software **'Dental print'** gera sobreposições comparativas precisas, objectivas e automáticas a partir de imagens 3D da impressão de um suspeito, representando um avanço significativo na análise de marcas de mordida.[58] Ambos os estudos concluíram que os dentistas forenses devem deixar de utilizar sobreposições desenhadas à mão para comparações de marcas de mordedura, uma vez que são imprecisas e subjectivas e deixam muita margem para a manipulação e parcialidade do observador. [57, 58]

A maioria dos métodos acima referidos tinha um grande inconveniente: continham a subjetividade do operador.

Num estudo conduzido por **Sweet D & Wood RE**, estes desenvolveram um método para criar sobreposições precisas de cavidades utilizando técnicas computorizadas. Utilizando um computador Macintosh PowerPC, um scanner plano e o Adobe Photoshop (uma aplicação amplamente utilizada com uma interface gráfica), foram capturados, selecionados, organizados e exportados dados pormenorizados sobre a classe e as caraterísticas individuais dos dentes de um suspeito para uma película de acetato e, em seguida, carregados numa impressora laser de alta resolução. Esta técnica eliminou a controversa premissa da subjetividade em favor de um método de produção de sobreposições muito mais objetivo, simples, rápido, altamente reprodutível e preciso. Tinha, no entanto, as desvantagens do custo e dos conhecimentos informáticos.[59]

Noutro estudo, **Metcalf RD** apresentou um método de criação de sobreposições utilizando as funções do programa de processamento de imagens publicamente disponível 'Image J'. Afirmou que este método reduzia significativamente a subjetividade do utilizador ao criar imagens de cavidades dos bordos incisais dos dentes anteriores de espécimes ou modelos de gesso para análise de marcas de mordida. O autor concluiu que a subjetividade do utilizador era reduzida quando seleccionava secções dos dentes anteriores para realçar e que esta técnica se prestava à fácil criação de sobreposições utilizando programas informáticos de processamento de imagens como o Adobe Photoshop e o Image J.[62]

Uma caraterística essencial da ciência forense moderna é que os princípios científicos já não são aceites com base em opiniões ou crenças anedóticas. Esta nova doutrina foi imposta por decisões judiciais. As afirmações devem agora ser verificadas com base em provas empíricas. O valor destas provas depende da forma como foram recolhidas e apresentadas. Os odontologistas forenses prestam assistência nos processos penais, identificando as vítimas de crimes e analisando as mordeduras para identificar o mordedor. As marcas de mordedura são quase sistematicamente aceites pelos tribunais, mas a validade fundamental e a base científica para a sua utilização são frequentemente questionadas.[60]

Com os avanços da tecnologia informática e de imagem, está em curso um movimento para integrar as muitas aplicações digitais úteis numa investigação forense na comparação de marcas binárias.[61]

Por conseguinte, o objetivo do estudo de **Pretty IA & Sweet D** era encontrar uma justificação empírica para a utilização de sobreposições digitais na análise da mordida. Os autores concluíram que os baixos valores de fiabilidade interexaminadores explicam a divergência de opinião entre os dentistas relativamente à identificação da mordida, frequentemente observada em tribunal. Verificaram que a formação e a experiência dos examinadores tiveram pouca influência na utilização efectiva das sobreposições neste estudo. Concluíram que, embora a eficácia geral das sobreposições tenha sido demonstrada, as diferenças no desempenho individual dos odontologistas eram motivo de preocupação. Este estudo foi um primeiro passo importante na criação de uma base científica para este aspeto da medicina dentária forense.[60]

Num estudo semelhante, **McNamee AH et al.** compararam a fiabilidade dos métodos de criação de sobreposições de marcas de mordida geradas por computador utilizando o software Adobe Photoshop. Os autores concluíram que o método gerado por computador era o mais preciso e objetivo e foi utilizado como padrão de ouro para comparar a precisão de outros métodos. A avaliação das medições de superfície revelou diferenças significativas para as variáveis de controlo de ambos os métodos, resultando em coeficientes de fiabilidade baixos. Em contraste, os resultados das medições de posição não revelaram diferenças significativas nas variações entre os examinadores, com coeficientes de fiabilidade excecionalmente elevados.[61]

MICROSCÓPIO ELECTRÓNICO DE VARRIMENTO

Na literatura, numerosos relatos de casos, estudos experimentais e capítulos de livros didácticos foram dedicados à análise de impressões dentárias. Não foi demonstrado que uma única técnica seja adequada em todos os casos. O valor das provas é consideravelmente aumentado quando se obtêm resultados comparáveis utilizando vários métodos diferentes.[63] O odontologista forense tem, por conseguinte, amplas possibilidades de utilizar uma multiplicidade de técnicas.

Embora muitas mordidas não tenham "profundidade", a deteção desta terceira dimensão pode fornecer dados importantes para fins de prova. Devido à alta resolução e ampliação do MEV, algumas caraterísticas tridimensionais invisíveis a olho nu podem ser mostradas muito claramente através da sua utilização. Era, pois, necessário trabalhar neste importante domínio da odontologia forense.

Neste contexto, **Bang G** descreveu técnicas para analisar as impressões dentárias da vítima e os bordos incisais dos dentes da frente do suspeito, utilizando a estereomicroscopia, a microscopia eletrónica de varrimento (MEV) e a estereoplotagem métrica, que permite captar com grande pormenor os contornos das impressões dentárias ou o bordo oclusal de um dente em três dimensões, sob a forma de um mapa de contornos. A microscopia eletrónica de varrimento (MEV) nunca tinha sido utilizada para analisar impressões dentárias em pele humana. Após um exame minucioso, o autor não encontrou inconsistências, mas conseguiu destacar numerosos traços caraterísticos concordantes entre os vestígios dentários e os dentes do condenado, graças à aplicação das técnicas acima mencionadas.[63]

Como resultado, **David TJ** examinou diferentes métodos para aumentar a validade com provas confirmatórias valiosas. Utilizou a microscopia eletrónica de varrimento (MEV), que realçou a presença de caraterísticas tridimensionais invulgares numa mordedura.[64] Sublinhou o valor da MEV como ferramenta para o odontologista forense na análise de mordeduras, e a confirmação aumentou significativamente o peso da prova.[64] Esta afirmação foi também apoiada por **Rawson RB et al**. que, no seu estudo, examinaram a resolução do trauma cutâneo utilizando MEV em diferentes preparações de pele. O seu estudo deu um contributo importante para o domínio da patologia forense, demonstrando a dissolução da pele na sequência de um traumatismo.[65]

TRANSILUMINAÇÃO

No passado, era frequentemente necessário cortar a mordedura para ver a zona sangrenta, especialmente se se tratasse de uma mordedura "fraca". A ausência de hemorragia subcutânea pode significar que o agressor não exerceu pressão suficiente sobre a mordedura ou que a mordedura foi infligida após a morte. A radioscopia examina a epiderme, a derme, o tecido conjuntivo e o tecido adiposo. Podem ser observados sinais de hemorragia subcutânea. A transiluminação das mordeduras é um procedimento não destrutivo. [66]
Dorion RB descobriu que a presença de hemorragia subcutânea podia ser visualizada sem a necessidade de incisar a mordida. Esta técnica facilitou a orientação da marca de mordida, a intensidade da hemorragia, a determinação da sua posição relativamente às marcas dos dentes e, por conseguinte, a dedução da força relativa aplicada quando a mordida foi efectuada. Concluiu que a transiluminação era particularmente útil quando uma marca oclusal era mal definida, pouco visível ou obscurecida por outras marcas oclusais sobrepostas ou padrões de lesão traumática.[66]

TAC

Os métodos de comparação de marcas de mordedura envolvem a avaliação do grau de semelhança entre dois elementos de prova diferentes: a dentição do suspeito e as marcas deixadas pelos dentes na pele ou noutros objectos inanimados. Todos os métodos de comparação dependem de representações exactas das margens oclusais dos dentes para permitir uma comparação válida e igualmente fiável. As novas técnicas descritas na literatura sobre marcas de mordedura são frequentemente demonstrações de novas tecnologias aplicadas à ciência da comparação. [67]
Farrell WL et al. descreveram a utilização de TAC para registar com precisão os bordos incisais dos dentes para comparação. A precisão dos registos permitiu que o grau de concordância fosse determinado de forma fiável quando existia um elevado grau de correlação entre o dente e o padrão da ferida. As imagens claras dos bordos incisais neste caso levaram os autores a propor uma comparação cuidadosa de todos os métodos de registo oclusal para determinar os métodos mais úteis para comparação.

ANÁLISE DE MODELOS 2D- 3D

A mordedura é um processo dinâmico que envolve três sistemas em movimento: o maxilar superior, o maxilar inferior e a reação da vítima. Além

disso, as marcas de mordedura podem ser distorcidas pela posição anatómica da ferida ou pela elasticidade do tecido cutâneo. [71] A identificação da mordedura baseia-se na individualidade de uma dentição, que é utilizada para atribuir uma mordedura a um presumível autor. Esta comparação baseia-se numa comparação dente a dente e arcada a arcada, utilizando parâmetros como o tamanho, a forma e a orientação. O método mais comum de análise de marcas de mordedura é em espaço 2D. Isto significa que a informação 3D só é preservada em duas dimensões com distorções.
Thali MJ et al. apresentaram uma abordagem à documentação, análise e visualização 3D baseada na fotogrametria forense 3D/CAD (FPHG) e na utilização de um scanner de superfície 3D. Concluíram que a interação da pele documentada em 3D pode ser visualizada e analisada num ecrã de computador.[68]

No passado, o valor probatório das marcas de mordedura e de outros padrões de feridas era limitado pela incapacidade de os representar com exatidão. O desenvolvimento da escala ABFO #2 por **Krauss & Hyzer** permitiu aos dentistas forenses corrigir a maioria das distorções no plano fotográfico.

Lasser AJ apresentou uma técnica que utiliza a escala ABFO #2 em combinação com as tecnologias em evolução de scanners a laser e software de comparação, habitualmente utilizados na indústria automóvel para análise tridimensional (3D). O software de comparação 3D foi utilizado para analisar as medições da distância normal para cada ponto dos dentes em relação às marcas de mordida. Foi criada uma representação a cores do padrão de marca binária, com a cor a indicar o desvio em cada ponto. Verificou-se uma correlação entre a marca de mordida e os dentes originais.[69]

Cada contacto é um acontecimento único e a mesma dentição pode produzir marcas de mordedura de aspeto diferente. Esta é uma das razões para a complexidade da análise das marcas de mordida e realça a necessidade de utilizar técnicas objectivas e de incluir o movimento na análise. Estes desafios podem ser ultrapassados com uma abordagem 3D à análise de marcas de mordida.
Com base numa abordagem semelhante**, Heras SM et al**. apresentaram um pacote de software, Dental Print, que gerava diferentes sobreposições de comparação a partir de imagens de impressões dentárias 3D, dependendo da pressão oclusal ou da distorção devido à interação com a vítima. O processo de criação de sobreposições de comparação era automático, evitando assim as distorções devidas ao observador. Para além disso, o software apresentado neste estudo impossibilita a manipulação ou modificação das imagens 3D por

terceiros, tornando o Dental Print adequado para a análise de marcas de mordida em processos judiciais.[70]

Heras SM et al. também efectuaram estudos de validação para o novo Dental Print Software. Encontraram excelentes coeficientes de correlação intraclasse e intervalos de confiança (IC) de 95% (0,9959-0,997) para todas as medições efectuadas pelo mesmo examinador. A reprodutibilidade inter-observador das medições efectuadas com este software também foi excelente. Foram obtidos valores de especificidade bastante elevados para o Dental Print, tendo os melhores resultados sido obtidos para o valor de corte que diferenciava a resposta "mordida" do examinador do resto das possíveis (especificidade de 97,9%). Assim, os autores concluíram pelos seus resultados que o Dental Print é uma ferramenta útil e precisa para a análise de marcas de mordida em odontologia forense e que o examinador é capaz de identificar corretamente a fila de dentes correspondente a uma determinada marca de mordida.[74]

A análise de mordeduras humanas é, de longe, a parte mais exigente e complicada da medicina dentária forense.

Não existe um método fiável para afirmar que uma ou mais marcas de dentes numa ferida podem ser irrefutavelmente atribuídas a uma única pessoa na população. Os elementos-chave na análise de uma mordedura são o nível de pormenor da informação sobre a mordedura e a dentição do suspeito da mordedura. **Van der Velden A et al.** descreveram um método de análise de mordeduras utilizando tecnologia de perceção de imagem. Com esta tecnologia, foi possível colorir artificialmente áreas com valores de intensidade idênticos e apresentar uma imagem 2D como um pseudo-objeto de superfície 3D, permitindo ao investigador analisar a imagem de forma mais aprofundada e chegar a uma conclusão mais precisa sobre a origem da mordedura. A utilização desta tecnologia pode permitir a visualização de um nível de pormenor que nenhum outro método consegue alcançar.[71]

Flora G et al. consideraram que um sistema que minimizasse a interação humana na comparação de marcas de mordedura seria vantajoso para garantir a precisão e reduzir os preconceitos humanos. Os autores descreveram experiências para desenvolver dois métodos semi-automatizados para comparar marcas de mordedura de cenas de crime com modelos dentários tridimensionais. Verificaram que a utilização da extração manual de contornos a partir de imagens de marcas de dentadas e a utilização de métodos de comparação automatizados melhoraram os resultados de identificação em relação aos obtidos por odontologistas forenses. A extração automatizada de contornos a partir de imagens de marcas de dentadas e a comparação automatizada não tiveram um desempenho tão bom como o primeiro método.[72]

Uma marca oclusal é o produto físico final de uma série complexa de eventos que ocorrem quando os dentes humanos são aplicados na pele ou nos alimentos. Os métodos de análise comparativa baseiam-se largamente em duas premissas: em primeiro lugar, que a pele pode captar fielmente os pormenores das superfícies oclusais penetrantes dos dentes e, em segundo lugar, que a dentição anterior é única em termos de tamanho, forma ou disposição dos dentes.
Radford G et al. estudaram as alterações nos registos oclusais superiores e inferiores que ocorrem quando os dentes anteriores ocluem sobre um objeto tridimensional em vez de sobre um objeto plano. Verificaram que existiam diferenças significativas na forma dos dentes superiores ou inferiores quando ocluíam sobre um objeto alvo plano ou tridimensional. Os autores concluíram que a utilização do registo tradicional de mordidas planas para a reconstrução e análise de marcas de mordidas humanas deve ser seriamente questionada.[77]

ANÁLISE DIGITAL DA MORDIDA HUMANA

MARCAS

A identificação de marcas de mordedura em odontologia forense é normalmente efectuada através da comparação da morfologia da dentição do suspeito com fotografias em tamanho real de feridas na pele da vítima, utilizando sobreposições transparentes ou computadores. A utilização adicional de métodos digitais tem-se revelado útil para a identificação final de mordeduras humanas.
Bowers CM e Johansen RJ efectuaram um estudo em que utilizaram o programa informático Adobe Photoshop para processar informação digital. Verificaram que a comparação visual de caraterísticas físicas no ecrã do computador proporcionava um amplo campo de visão e um forte controlo digital da qualidade da imagem. Os autores consideraram que as caraterísticas de medição e melhoramento fotográfico do Adobe® Photoshop® imitavam e, nalguns casos, excediam a utilização histórica de manipulações fotográficas tradicionais em trabalhos forenses.[76]

Talabani Al-N et al. mostraram que tanto o método da polilinha 2D como o método da pintura eram adequados para identificar marcas de oclusão por análise digital. No entanto, o método da polilinha 2D era mais cómodo de utilizar e fornecia resultados imediatos lidos pelo computador, enquanto o método da pintura dependia da leitura visual do operador.

Com o objetivo de investigar a validade de um método numérico experimental assistido por computador para comparar marcas de mordeduras humanas, foi feita uma tentativa de definir quantitativamente os dentes anteriores. Os autores, **Santoro V et al**, verificaram que a identificação poderia ser positiva se a comparação entre as marcas de mordedura produzisse um coeficiente de correlação acima do limiar mínimo para a autocorrelação de superfícies poligonais e factores de forma. Concluíram que os resultados apoiam a utilidade dos estudos morfométricos e dos programas informáticos como ferramentas adicionais para o exame morfológico das mordeduras, utilizadas para melhorar a precisão e a fiabilidade da identificação de suspeitos.[73]

EXAME HISTOLÓGICO DA MORDEDURA

MARCAS

As mordeduras no tecido humano podem provocar lacerações na epiderme mas, se não penetrarem na pele, são visíveis como hematomas provocados pelo bordo da mordedura. Uma equimose é o fluxo de sangue para os tecidos de um ser vivo na sequência da rutura de vasos, geralmente capilares, sob o efeito de uma força bruta. A deteção macroscópica de hematomas em mordeduras humanas pode ser inconclusiva e os métodos histoquímicos de rotina para detetar eritrócitos extravasados podem não ser fiáveis.[77]

Bancroft e Stevens eram de opinião que os métodos de coloração podiam detetar a presença de hemoglobina, por oposição à peroxidase associada. **Lendrum**, um perito em métodos de coloração, considerou que a maior seletividade era obtida com métodos de benzidina e que apenas os eritrócitos intactos, e não aqueles cuja hemoglobina tinha sido lixiviada após a morte, tinham uma afinidade útil para os corantes. [77]

Allison RT e Whittaker DK descreveram o método da benzidina modificada como o indicador mais fiável da atividade da hemoglobina, particularmente quando dispersa em tecidos extracelulares. Concluíram que a hemoglobina livre proveniente de mordeduras ou de outras formas de traumatismo contundente era melhor detectada pela reação da benzidina. [78]

BITEMARKS DO PERFILADOR

Cada evento em que uma mordida entra em contacto com a pele pode ser considerado uma ocorrência única. O objetivo da investigação é estabelecer as bases para uma análise científica e objetiva das marcas de mordedura.
A pré-tensão da pele não é distribuída uniformemente pelo corpo humano. Como resultado, o grau de distorção não é o mesmo em todo o bitmark. A distorção pode ocorrer tanto dentro de um arco como entre arcos. Não existem estudos científicos que permitam determinar se a imagem de uma sobreposição ou de uma marca de picada deve ser ampliada ou reduzida e, em caso afirmativo, em que medida.

As variáveis associadas à pele são demasiado complexas para que se possa prever um único fator de distorção.
Por conseguinte, **Bush et al.** investigaram os efeitos da modificação arbitrária de fotografias de marcas de mordida. Este estudo demonstrou que a distorção arbitrária de uma fotografia de marca de mordida para "encaixar" uma sobreposição dentária, numa tentativa de compensar a distorção dos tecidos, não é uma técnica adequada. Os resultados mostraram que as áreas de distorção não eram uniformes, tanto entre mordidas como dentro de cada mordida. Por conseguinte, uma ampliação/redução uniforme da fotografia não corrigiria a distorção resultante. Os resultados deste estudo mostram que não é aconselhável traçar o perfil de um mordedor a partir de uma marca de mordedura, exceto no caso de um cenário fechado. A potencial distorção poderia conduzir uma investigação numa direção que excluiria grupos populacionais inteiros ou, pior ainda, poderia levar à detenção e condenação de uma pessoa inocente.[79]

Os casos de mordedura continuam a ser objeto de controvérsia, sendo frequente os peritos discordarem entre si. Por este motivo, o estudo de **Bowers CM & Pretty IA** examinou a relação entre a qualidade da mordedura, medida pelo índice visual e escrito, e uma série de resultados, incluindo o tipo de crime, o consenso dos peritos e o resultado jurídico. Os autores avaliaram independentemente cada ferimento com uma mistura de mordeduras quanto à sua importância forense, utilizando uma escala de gravidade da mordedura descrita anteriormente. Os resultados indicam que as mordeduras encontradas em casos de maus-tratos a crianças tinham um valor forense estatisticamente mais baixo do que as encontradas noutros tipos de crimes, e que as mordeduras relativamente às quais os peritos estavam de acordo tinham um valor forense mais elevado do que as mordeduras relativamente às quais houve desacordo no julgamento. Do mesmo modo, os casos em que o ADN foi utilizado para obter uma exoneração eram de qualidade semelhante aos casos em que foi obtida uma condenação. Os autores concluíram que os odontologistas forenses devem avaliar cuidadosamente as marcas de dentadas e garantir que estas cumprem determinados padrões mínimos no que respeita à presença de caraterísticas de classe e exclusividade antes de procederem à análise.[80]

BITEMARKS: NUMA CASCA DE NOZ

Os ferimentos por mordedura são encontrados em alguns dos crimes mais graves e são frequentemente a única prova física disponível. Dada a gravidade destes crimes, é natural que estas lesões sejam cuidadosamente examinadas, registadas, documentadas e analisadas.

A individualidade da dentição humana permite frequentemente ao odontologista forense fazer afirmações contextuais claras aquando da identificação e análise de mordeduras. Os incidentes de oclusão e os métodos de análise de marcas de dentadas evoluíram para um processo dinâmico. As técnicas resistiram ao teste do tempo e da ciência, mas poucas técnicas dinâmicas provaram ser bem sucedidas na detenção de perpetradores. O debate sobre as marcas de dentadas humanas desenvolveu-se em torno destes aspectos e é resumido a seguir.

As mordeduras podem ser feridas de ataque ou de defesa e, na maioria das vezes, ocorrem em ambientes fechados. Por conseguinte, todos os indivíduos deveriam ser cuidadosamente examinados para detetar tais marcas. Os estudos efectuados salientaram o comportamento agressivo e associal dos seres humanos. A localização anatómica de uma mordedura também foi decisiva para determinar se esta podia ser analisada. Verificou-se que as fêmeas tinham maior probabilidade de serem mordidas no peito, braços e pernas do que os machos, que eram mordidos nos membros superiores.

O aspeto seguinte é a qualidade das provas recolhidas. O principal meio de prova da vítima de mordedura é a fotografia. Devem ser tiradas, o mais rapidamente possível, numerosas fotografias do ferimento. As fotografias devem incluir o seguinte: Com e sem a escala ABFO n.º 2 e a escala circular para calcular o ângulo de visão. O estudo mostrou que as lesões são claramente representadas em fotografias de luz visível. A fotografia UV pode ser utilizada quando a lesão está desvanecida, ajudando a preservar as provas. As fotografias de infravermelhos deram resultados diferentes.

A fotografia de marcas binárias baseada em tons é um método poderoso, económico e fácil de implementar para esboçar uma marca binária. Os estudos também se centraram na melhoria do pormenor da imagem de uma marca de mordida mal fotografada, utilizando uma técnica de melhoramento digital. Esta tecnologia provou ser uma ferramenta eficaz e valiosa para o dentista na correção de distorções.

As radiografias de mordidas com contraste podem ser vistas como uma ajuda para compreender a mordida. Com o advento das câmaras de vídeo, a dinâmica da mordida pode ser registada e representada em três dimensões. Este facto desempenha um papel fundamental na documentação das mordeduras.

Depois de tiradas as fotografias, devem ser recolhidas amostras de saliva pelo método do duplo esfregaço para detetar o ADN salivar, a fim de identificar o mordedor. Se o suspeito só for identificado vários meses mais tarde, o método AP-PCR permite uma análise mais rápida das bactérias, a fim de comparar o genótipo dos estreptococos orais retirados das mordeduras com os retirados dos dentes do mordedor. A espetroscopia de fluorescência foi um método rápido, sensível e não invasivo para identificar *uma* enzima amilase. Num outro estudo, a presença de Streptococcus salivarius foi detectada na saliva por PCR e eletroforese em gel. Estes métodos eram complicados, demorados e difíceis de aplicar a amostras de saliva degradadas. No entanto, foi posteriormente desenvolvida uma nova abordagem, a amplificação isotérmica mediada por laço.

(LAMP), que é um método simples e rápido.

O ADN pode ser extraído da saliva depositada na pele e tipificado em conformidade. Estudos efectuados demonstraram que os resultados da tipagem do ADN da mordedura correspondem aos resultados da tipagem do ADN de outras amostras biológicas da vítima. Desta forma, os suspeitos podem ser examinados com uma quantidade mínima de provas.

A restauração de mordeduras na pele deve ser efectuada rapidamente após a identificação da mordedura. Foi descrito um método simples e pouco dispendioso para remover esta evidência crucial, utilizando um pó e um pincel, sem qualquer conhecimento especializado nesta área. Se a vítima tiver morrido, alguns autores recomendam a remoção da pele para exame posterior. Tanto em vítimas vivas como em vítimas mortas, é necessário efetuar uma impressão da superfície do tecido, o que requer uma matriz rígida para suportar o material de impressão. Para o efeito, foi desenvolvido um anel de plástico de acrilonitrilo-butadieno-estireno (ABS). Este método provou ser prático para o fabrico do anel. Verificou-se também que a humidade da superfície da pele desempenha um papel crucial na adesão do anel, e os estudos advertiram contra a utilização de cremes depilatórios ou de barbear na pele.

O passo seguinte consiste em efetuar duas impressões de alta qualidade da mordida/arco. Um estudo concluiu que o polivinilsiloxano era o mais estável e, por conseguinte, o material de eleição para fins forenses. No entanto, outro estudo concluiu que o poliéter poderia ser uma opção para uma comparação dinâmica positiva, uma vez que permite uma melhor reprodução dos pormenores e pode manter o seu tamanho e forma originais mesmo sob deformação grave.

Uma vez que as marcas de mordedura encontradas nos alimentos são difíceis de preservar, foram experimentados vários métodos para registar as impressões, desde o gesso aos hidrocolóides reversíveis, em grande escala. Como resultado, o material de silicone e os hidrocolóides revelaram-se úteis para criar modelos que poderiam ser utilizados para fazer réplicas altamente precisas de mordeduras para fins forenses. Mais tarde, a técnica de sobreposição assistida por computador utilizando o software Adobe Photoshop CS4 revelou-se útil.

Posteriormente, as impressões dentárias eram efectuadas em gesso dentário, que era frágil e opaco. Mais tarde, os moldes de resina epóxi, com a sua transparência cristalina, revelaram-se menos frágeis do que os moldes de gesso dentário, permitiam a visualização e podiam ser efectuados rapidamente.

A análise das marcas de mordida é uma técnica comparativa, sendo a avaliação do padrão de mordida frequentemente a mais reveladora. Esta análise é efectuada utilizando uma sobreposição transparente. Anteriormente, as sobreposições eram feitas a partir das impressões dentárias dos suspeitos, sendo depois reproduzidas e comparadas em películas transparentes de tamanho real. No entanto, este método era subjetivo e a análise era imprecisa e pouco fiável. Foi também experimentada a utilização de fotocopiadoras, que era rápida, pouco dispendiosa, sensível e exacta, mas estava sujeita a alguns preconceitos. Os estudos concluíram que a utilização de sobreposições desenhadas à mão não deve continuar a ser utilizada para comparar marcas de mordedura. Os estudos comparativos dos métodos de fabrico de sobreposições revelaram que o fabrico assistido por computador era o mais exato dos métodos estudados. A fim de reduzir a subjetividade do utilizador, vários pacotes de software, como o Adobe Photoshop, Dental Print e Image J, criaram sobreposições de comparação precisas, objectivas e automáticas a partir das imagens de impressões de um suspeito, o que representa um avanço significativo na análise de marcas de mordedura. A análise de marcas de dentadas oferece aos odontologistas forenses inúmeras possibilidades de exploração e aplicação de diferentes técnicas. A demonstração de caraterísticas tridimensionais invisíveis a olho nu foi possibilitada pela utilização da microscopia eletrónica de varrimento (SEM) e provou ser uma ferramenta valiosa para a análise de marcas de dentadas.

A profundidade da impressão oclusal também tem algum valor probatório. A curiosidade dos odontologistas forenses em explorar esta área levou à utilização

de uma técnica não destrutiva conhecida como transiluminação. Esta técnica revelou-se particularmente útil quando uma marca de mordida é mal definida e obscurecida por outras marcas de mordida sobrepostas ou padrões de lesão traumática.
Os avanços na imagiologia científica não pouparam a medicina dentária forense. A utilização de digitalização tomográfica axial assistida por computador tornou possível registar com precisão os bordos dos dentes para comparação de marcas de mordida.
Uma vez que a mordedura é um processo dinâmico, os traços resultantes são distorcidos. A análise bidimensional conduziu a distorções. Por esta razão, os estudos concluíram que a fotogrametria 3D/CAD assistida por computador (FPHG) e a utilização de um scanner de superfície 3D eram úteis para visualizar e analisar a marca de mordida. Outro estudo, baseado em conceitos tecnológicos emergentes, centrou-se na utilização da escala ABFO #2 em combinação com scanners laser e software de comparação 3D para a análise tridimensional da complexidade da marca oclusal. Também neste caso, o software Dental Print gerou sobreposições de comparação exactas a partir de imagens de impressão dentária em 3D. Como se trata de um procedimento automático, evita as distorções provocadas pelo observador. Os estudos de validação deste software revelaram um excelente coeficiente de correlação intraclasse e valores de especificidade bastante elevados. Com o mesmo objetivo de reduzir os preconceitos humanos e garantir a precisão, os métodos semi-automáticos de comparação de mordeduras em locais de crime melhoraram os resultados da identificação. Num esforço para visualizar subtilezas para além do visível, foi utilizada a tecnologia de perceção de imagem para analisar mais exaustivamente a imagem da marca de mordedura e determinar com precisão a origem da mordedura.
A era digital tomou conta da análise das marcas de mordedura. A qualidade das imagens para comparação visual das marcas de mordedura foi melhorada com a utilização do programa informático Adobe Photoshop. Num estudo sobre a identificação de marcas de mordedura através da análise digital, verificou-se que o método das polilinhas 2D era mais cómodo de utilizar e produzia resultados legíveis por computador mais rapidamente do que o método da tinta, que depende da leitura visual do operador.
Por conseguinte, estes métodos digitais informatizados de comparação de mordeduras humanas podem ser vistos como uma ferramenta adicional no exame morfológico das mordeduras, utilizada para melhorar a precisão e a fiabilidade da identificação de suspeitos. As mordeduras humanas podem causar hematomas e as provas macroscópicas de hematomas podem ser

não foram conclusivos. A maior seletividade foi obtida pelos métodos da benzidina. Concluiu-se que a hemoglobina livre proveniente de mordeduras ou de traumatismos contundentes é melhor detectada pela reação da benzidina.
A investigação estabelece as bases sobre as quais serão colocados os tijolos das provas para construir a fortaleza científica. As variáveis da pele são demasiado complexas para que se possa prever um único fator de distorção. Por conseguinte, este aspeto foi estudado e verificou-se que uma ampliação/redução uniforme da fotografia não corrigiria a distorção resultante. Os resultados indicam que não é aconselhável traçar o perfil de um mordedor a partir de uma marca de mordedura, a menos que se trate de um cenário fechado. Um outro estudo examinou o valor forense das marcas de mordedura e concluiu que as marcas de mordedura em casos de abuso de crianças têm um valor forense estatisticamente significativamente mais baixo do que as marcas de mordedura noutros tipos de crimes e que as mordeduras relativamente às quais existe acordo mútuo entre peritos têm um valor forense mais elevado. Foi também salientado o papel do ADN na condenação de um arguido.
Podemos, portanto, concluir que a mordedura deixa vestígios enquanto a natureza agressiva do homem persistir. É por isso que o odontologista forense, munido de uma série de técnicas automatizadas, tenta explorar e analisar estas marcas de mordedura, testando-as depois no campo de batalha científico para acabar por confundir os culpados.

RESUMO E CONCLUSÃO

Os dentes são uma parte importante do nosso arsenal natural
Em situações de combate com risco de vida, como lutas até à morte entre agressor e vítima, os dentes são frequentemente utilizados como arma. Usar os dentes para ferir gravemente um agressor pode ser o único método de defesa disponível para a vítima. Nas agressões sexuais, o agressor morde frequentemente a vítima para expressar domínio, raiva e comportamento animal.

Assume-se que o tamanho, a forma e o padrão das margens oclusais dos dentes da frente, dispostos nas filas superior e inferior de dentes, são específicos desse indivíduo. A configuração resultante da dentição dá um padrão identificável que pode ser comparado com padrões semelhantes em objectos mordidos para determinar a probabilidade de um determinado indivíduo ter deixado o seu cartão de visita.

A quantidade e o grau de pormenor captado na superfície da mordedura podem variar de caso para caso. E mesmo se assumirmos que a mordedura é suficientemente individual para justificar a sua utilização na ciência forense, não sabemos se essa individualidade é captada de forma suficientemente específica na ferida. Talvez o mais importante seja o facto de ser possível excluir suspeitos que não tenham deixado a mordedura. No entanto, todas as mordeduras devem ser cuidadosamente examinadas e o seu significado forense deve ser determinado antes de se efectuarem análises comparativas.

É igualmente importante recordar que as mordeduras podem ser tanto feridas de agressão (e, por conseguinte, presentes na vítima) como feridas de defesa (e, por conseguinte, presentes no suspeito), e que qualquer pessoa suspeita de envolvimento num crime contra uma pessoa deve ser examinada para detetar tais vestígios. A posição anatómica de uma impressão de mordedura é também um fator determinante para a sua capacidade de análise.

Os ferimentos por mordedura apresentam-se geralmente sob a forma de lesões semi-circulares constituídas por dois arcos distintos (um dos dentes superiores e outro dos dentes inferiores), com uma zona central sem lesões ou um hematoma difuso. A gravidade de uma lesão por mordedura pode ser influenciada por: a intensidade da lesão, a localização anatómica onde ocorreu a mordedura e o tempo decorrido entre o início da lesão e a consulta do médico dentista.

O próximo aspeto que deve ser resumido é a **qualidade da recolha de provas**. As marcas de mordedura são recolhidas tanto da vítima da mordedura como do suspeito, tendo em conta que a vítima da mordedura pode também ser o suspeito do caso. A preservação dos vestígios é tecnicamente exigente e só deve ser efectuada por um clínico com formação adequada. O American Board of Forensic Odontology (ABFO) publicou diretrizes para a recolha de marcas de dentadas.

O principal **meio de prova para uma vítima de mordedura** é a fotografia. Quando a ferida tiver desaparecido, devem ser tiradas fotografias UV. As fotografias da mordedura devem corresponder aos mais elevados padrões se se pretender maximizar o valor forense da lesão. É possível que uma mordedura com elevado valor forense seja mal fotografada e, por conseguinte, se perca como prova valiosa. A dinâmica e a tridimensionalidade das mordeduras podem ser documentadas por videografia.

Após a gravação do vídeo, devem ser recolhidos vários outros elementos de prova:

- impressão dentária da vítima - para excluir a possibilidade de mordedura própria e para a comparar com as mordeduras encontradas num suspeito.
- Esfregaço de ADN no local da ferida - este deve ser um esfregaço duplo, o primeiro humedecido com água destilada e o segundo seco.
- Tirar uma impressão da mordida - isto só deve ser feito se houver uma quantidade significativa de pormenores tridimensionais.
- Remoção da pele - recomendada por algumas autoridades, uma vez que permite a radioscopia.

A aquisição de imagens 3D da mordedura é um desenvolvimento interessante na recolha de provas de vítimas de mordedura. Estas são criadas com recurso a software especial e, graças à avaliação dos níveis de cinzento, permitem reproduzir imagens normalizadas em três dimensões. Isto permite demonstrar a profundidade de uma ferida sem a utilização problemática de impressões de pele.

A **recolha de provas do suspeito de mordedura** só pode ser iniciada após a obtenção de um consentimento adequado ou de uma ordem judicial (mandado de captura). A conservação das provas recomeça então com uma fotografia completa. Deve ser efectuado um exame dentário minucioso e elaborado um protocolo dentário que registe a presença e o estado de cada dente, bem como eventuais tratamentos ou alterações dentárias recentes.

O passo seguinte consiste em obter duas impressões de alta qualidade das arcadas dentárias superior e inferior para criar impressões de estudo altamente precisas dos dentes. Recomenda-se a utilização de polivinilsiloxano como material de impressão, uma vez que podem ser efectuadas várias impressões. Os alginatos são aceitáveis, mas devem ser vazados imediatamente. Recomenda-se que sejam efectuados dois conjuntos de impressões de estudo utilizando gesso duro (gesso de pedra dentária). Recomenda-se também o registo da oclusão do suspeito em oclusão cêntrica para obter um protocolo de oclusão para comparação posterior. Se indicado, deve ser efectuada uma zaragatoa da mucosa da bochecha do suspeito para obter uma amostra de ADN.

A análise de marcas binárias tem desempenhado, e continuará a desempenhar, um papel importante no sistema de justiça penal. Não é imune aos desafios que acompanham os avanços das técnicas científicas e as curvas de aprendizagem que lhes estão associadas.

O primeiro passo na análise de marcas de dentadas consiste em determinar se a lesão é uma marca de dentada e, em seguida, tirar uma conclusão sobre o seu significado forense. O American Board of Forensic Odontology apresenta uma série de conclusões para descrever se uma ferida é ou não uma marca de mordedura, tais como exclusão, possibilidade, probabilidade ou uma marca de mordedura definitiva.

Os métodos mais comuns para determinar se os dentes do suspeito são a fonte da impressão da mordedura incluem técnicas para comparar o padrão dentário (forma, tamanho, posição dos dentes, individualmente e como um todo) com caraterísticas e propriedades semelhantes visíveis em fotografias em tamanho real da ferida, utilizando sobreposições transparentes.

Se estiverem disponíveis uma ou mais impressões dentárias do suspeito e a impressão oclusal for adequada para análise, pode ser efectuada uma comparação de sobreposições. Estas sobreposições foram efectuadas utilizando uma variedade de técnicas. Os métodos de comparação incluem a comparação direta das impressões de estudo do suspeito com fotografias da impressão de mordida, a comparação de mordidas de teste feitas a partir dos dentes do suspeito com a impressão de mordida real e a utilização de radiografias e raios X. Mesmo que uma mordida tenha uma qualidade 3D, **a microscopia eletrónica de varrimento (MEV)** pode ser utilizada como método de deteção dos mais pequenos detalhes a partir de impressões em gesso do local da mordida. Se as mordidas forem mal definidas e pouco claras, a sua profundidade pode ser explorada utilizando a técnica de transiluminação.

A técnica mais precisa provou ser o **processamento digital de imagens**, por exemplo, a utilização de software (ADOBE Photoshop) e de dispositivos de aquisição de imagens que permitem ao examinador utilizar funções informáticas para comparação com um microscópio.

Com a introdução da biologia molecular na identificação dentária, foi introduzida a utilização de ADN em mordeduras para evitar a subjetividade das análises tradicionais. O método do "esfregaço duplo" é fortemente recomendado para a recolha de saliva para análise do ADN da mordedura. Uma vez analisado o ADN da saliva e estabelecido o perfil de ADN do remetente, este resultado pode ser comparado com o perfil de ADN dos suspeitos.

Embora os métodos de sobreposição tenham demonstrado ser fiáveis, a aplicação destes métodos a fotografias de marcas de dentadas e a avaliação do grau de concordância não receberam o mesmo apoio científico. Muitos odontologistas consideram que a análise de marcas de dentadas só deve ser utilizada para excluir um indivíduo, em especial quando as provas não são da melhor qualidade.

Deve ter-se em conta que a pele é um material pobre para registar mordeduras. Consequentemente, as marcas de mordedura de grande importância forense, com pormenores bem definidos, estão na sua maioria ausentes, pelo que se deve ter cuidado ao avaliar as mordeduras a partir da análise de padrões.

Para confirmar que os resultados da análise da marca de mordida são fiáveis, exactos e imparciais, recomenda-se que seja solicitada uma segunda opinião de um perito. O dentista forense deve então examinar todos os documentos do caso e os resultados associados para determinar a validade do parecer do perito.

Uma vez determinado o parecer, é redigido um relatório escrito que resume o parecer e a base científica do mesmo. Para o efeito, podem ser seguidas as orientações propostas pela ABFO para a redação de relatórios finais sobre detectores de mordeduras.

medida que o processo Bitemark avança no sistema jurídico, pode ser necessário apresentar uma declaração juramentada ou um testemunho de um perito sobre o exame científico das provas e a forma como se chegou às conclusões. Uma vez que as provas científicas tenham passado o teste de admissibilidade, surge então a discussão sobre o peso forense (valor) atribuído a essas caraterísticas. A fiabilidade da peritagem dentária baseia-se na experiência e, em geral, os jurados acreditam ou não acreditam nessa peritagem.

É por isso que os novos métodos científicos devem ser sujeitos a um controlo rigoroso para serem admitidos como prova em processos judiciais e para proteger os arguidos de condenações injustas.

Em resumo, o campo de investigação das marcas de mordedura está a expandir-se rapidamente e a necessidade de indivíduos com formação e experiência para identificar, recolher e analisar este tipo de provas está a aumentar. Uma vez que os crimes em que são encontradas mordeduras são frequentemente crimes graves, devem ser aplicados os mais elevados padrões forenses e a análise destas lesões só deve ser efectuada quando estiverem presentes caraterísticas únicas ou, em algumas circunstâncias, caraterísticas de classe. O valor científico do método de avaliação das mordeduras é frequentemente contestado, pelo que o valor relativo e a fiabilidade das provas devem ser demonstrados em tribunal.

Por conseguinte, é necessário explorar métodos mais objectivos de análise das marcas de mordedura, como as técnicas de amostragem do ADN salivar e a genotipagem bacteriana. No entanto, há ainda um longo caminho a percorrer e são necessários mais esforços para reduzir o fator subjetivo dos métodos físicos padrão.

Com o aperfeiçoamento lento mas racional das técnicas numa base científica, a prova das mordeduras humanas pode reforçar e alargar a sua base sólida e lógica.

BIBLIOGRAFIA :

1 . Fixot RH . Odontologia forense. Dent Clin North Am. 2001 Apr ; 45:2.p 365-397.
2 . Whittaker DK. Uma introdução à odontologia forense. Quintessence Int. 1994 Oct; 25(10):723- 30.
3 . Sweet D, Pretty IA. Um olhar sobre a odontologia forense-Parte 2: dentes como armas de violência-identificação de perpetradores de marcas de mordida.Br Dent J. 2001 Apr 28; 190 (8):415-8.
4 . Avon SL.Forensic odontology:the roles and responsibilities of the dentist. J Can Dent Assoc. 2004 julho-agosto; 70(7):453-8.
5 . Stimson PG, Mertz CA. Forensic odontology. 1 stEd. Florida: CRC Press; 1997.
6 . Senn DR, Stimson PG. ndForensic Dentistry.2 Ed. Florida: CRC Press; 2010.
7 . Kennedy D. Medicina dentária forense e análise microbiana de marcas de mordida. APJ . 2011 Mar ; 6-15.
8 . Rothwell BR. Mordeduras em medicina dentária forense: uma visão geral das questões legais e científicas. J Am Dent Assoc.1995 Feb; 126 (2):223-32.
9 . Whittaker DK, MacDonald DG. A colour atlas of forensic odontology. Londres: Wolfe Publishing Ltd; 1989.
10 Manual de Referência para Diplomados da ABFO [Internet] 2013 Jan. Disponível em www.abfo.org. Acedido em 15 de fevereiro de 2013.
11 Pretty IA. Medicina dentária forense: 2 Mordeduras e feridas de mordedura. Dental update jan/fev 2008; 35: 48-61.
12 Dailey JC, Bowers CM. The ageing of bite marks: A literature review. J Forensic Sci.1997; 42(5):792- 795.
13 Hyzer WG, Krauss TC. A escala padrão de referência de marcas de mordida - ABFO No. 2. J Forensic Sci. 1988 Mar ; 33(2):498-506.
14 West MH, Frair J. The use of videotape to demonstrate bite mark dynamics. J Forensic Sci. 1989 Jan; 34(1):88-95.
15 Rawson RD, Bell A, Kinard BS, Kinard JG. Interpretação radiográfica de mordeduras com contraste. J Forensic Sci. 1979 Oct; 24(4):898-901.
16 BowersCM , JohansenRJ .
Protocolo de provas fotográficas: utilização de imagens digitais para corrigir distorções angulares e criar reproduções de mordeduras em tamanho real. J Forensic Sci. 2002 Jan; 47(1):178-85.
17 Marr JS, Beck AM, Lugo JA Jr. An epidemiologic study of the human bite.Public Health Rep. 1979 Nov-Dec;94(6):514-21.

18 Ball V, Younggren BN. Gestão de Emergência de Feridas Difíceis: Parte I. Emerg Med Clin North Am. 2007 Feb;25(1):101-21.
19 Vale GL, Noguchi TT. Distribuição anatómica das marcas de dentadas humanas numa série de 67 casos. J Forensic Sci. 1983 Jan;28(1):61-9.
20 Pretty IA, Sweet D. Localização anatómica das mordeduras e achados associados em 101 casos nos Estados Unidos. J Forensic Sci.2000 Jul;45(4):812-4.
21 Freeman AJ, Senn DR, Arendt DM. Seven hundred seventy-eight bites: Analysis by anatomic location, victim and biter demographics, crime type, and legal classification. J Forensic Sci. 2005 Nov ; 50(6):1436-43.
22 . Keyes FA. Marcas de dentes na pele como prova no estabelecimento da identidade. Dental Cosmos.1925 Dez; 67(12):1165-67.
23 Furness J. Um novo método para a identificação de marcas dentárias em casos de agressão e homicídio. Br Dent J. 1968 Mar 19; 124(6):261-7.
24 Wright FD. Fotografia na documentação de mordeduras e feridas com padrões - Parte 2: Um estudo de caso. J Forensic Sci. 1998 Jul; 43(4):881-7.
25 West MH, Billings JD, Frair J. Ultraviolet photography: bites on human skin and proposed technique for exposure and development of reflective ultraviolet images. J Forensic Sci.1987 Sep; 32 (5):1204-13.
26 Krauss TC, Warlen SC. The use of reflective ultraviolet photography in forensic science. J Forensic Sci. 1985 Jan; 30(1):262-8.
27 Robinson E, Wentzel J. Fotografia de marcas de mordeduras em tónus. J Forensic Sci. 1992 Jan ; 37(1):195- 207.
28 Krauss TC. Técnicas fotográficas na análise de mordeduras métricas. J Forensic Sci. 1984 Apr;29(2):633-8.
29 GS dourado. Utilização de uma fonte de luz alternativa para fotografia bitewing. J Forensic Sci. 1994 maio;39(3):815-23.
30 Karazalus CP, Palmbach TT, Lee HC. Digital enhancement of poor quality bitmark photographs (Melhoramento digital de fotografias com marcas de bits de má qualidade). J Forensic Sci. 2001 Jul;46(4):954-8.
31 Rawson RD, Vale GL, Herschaft EE, Sperber ND, Dowell S. Analysis of Photographic Distortion in Bite Marks: A Report of the Bite Mark Guidelines Committee. J Forensic Sci. 1986 Oct;31(4):1261- 68.
32 Myers JR, Adkins WK. Comparação de técnicas modernas de despistagem salivar. J Forensic Sci. 2008 Jul;53(4):862-7.
33 Sweet D, Lorente M, Lorente JA, Valenzuela A, Villanueva E. An improved method for recovering saliva from human skin: the double swab technique. J Forensic Sci. 1997 Mar;42(2):320-2.

34 Nanda KD, Ranganathan K, Umadevi K, Joshua E. Um método rápido e não invasivo para remover sujidade seca da pele humana utilizando espetroscopia de fluorescência. J Oral Maxillofac Pathol. 2011 Jan;15(1):22-5.
35 Rahimi M, Heng NC, Kieser JA, Tompkins GR. Comparação genotípica de bactérias obtidas de mordidas e dentes humanos utilizando PCR com primers arbitrários. J Appl Microbiol.2005;99(5):1265-70.
36 Nakanishi H, Ohmori T, Hara M, Takada A, Shojo H, Adachi N et al. Um método simples de identificação de saliva através da deteção de Streptococcus salivarius utilizando amplificação isotérmica mediada por laço. J Forensic Sci. 2011 Jan;56 Suppl 1:S158-61.
37 Rao VJ, Souviron RR. Limpeza e impressão de marcas de mordedura: uma nova técnica. J Forensic Sci. 1984 Jan;29(1):326-30.
38 West MH, Barsley RE, Frair J, Seal MD. A utilização de pele humana no fabrico de um modelo de mordedura: dois relatos de casos. J Forensic Sci. 1990 Nov;35(6):1477-85.
39 Desranleau S, Dorion RB. Feridas por mordedura: Propriedades físicas da adesão do anel cutâneo - Fase 1. J Forensic Sci. 2011 Jan;56 Suppl 1.
40 Desranleau S, Dorion RB. Feridas por mordedura: propriedades físicas da adesão do anel à pele - Fase 2. J Forensic Sci. 2012 Jan;57(1):201-5.
41 Bernitz H, Owen JH, van Heerden WF, Solheim T. An integrated technique for the analysis of skin bite marks. J Forensic Sci. 2008 Jan;53(1):194-8.
42 Sweet DJ, Bastien RB. Utilização de um anel de plástico de acrilonitrilo-butadieno-estireno (ABS) como matriz na reparação de mordeduras. J Forensic Sci. 1991 Sep;36(5):1565-71.
43 Sweet DJ, Sweet CH. Análise do ADN da polpa dentária para ligar os restos queimados de uma vítima de homicídio ao local do crime. J Forensic Sci. 1995 Mar;40(2):310-4.
44 Sweet D, Hildebrand D. Recuperação de ADN de dentes humanos por trituração criogénica. J Forensic Sci. 1998 Nov;43(6):1199-202.
45 Sweet D, Lorente JA, Valenzuela A, Lorente M, Villanueva E. Tipagem de ADN baseada em PCR de manchas de saliva da pele humana. J Forensic Sci. 1997 May;42(3):447-51.
46 Sweet D, Shutler GG. Análise de provas de ADN salivar de uma marca de mordedura num corpo submerso em água. J Forensic Sci. 1999 Sep;44(5):1069-72.
47 Anzai-Kanto E, Hirata MH, Hirata RD, Nunes FD, Melani RF, Oliveira RN. Extração de DNA da saliva humana depositada sobre a pele e sua utilização em procedimentos de identificação forense. Braz Oral Res. 2005 Jul-

Set;19(3):216-22.

48 Das R. Bite marks as a clue to crime identification (a clinical and experimental anthropological study). Journal of the Indian Academy of Forensic Medicine. 1988 ; 10:1-2.

49 Benson BW, Cottone JA, Bomberg TJ, Sperber ND. Bite marks: an overview of techniques and materials. J Forensic Sci. 1988 Sep;33(5):1238-43.

50. Fonseca GM, Farah M A, Blaskovich SVO. Análise de marcas de mordida: utilização de poliéteres na recolha, preservação e comparação de provas. J of Forensic Dental Sciences. 2009 Jul-Dez; 1(2).

51 Bernitz H, Van H, Solheim T, Owen JH. Uma técnica para captar, analisar e quantificar as rotações dos dentes anteriores para aplicação em processos judiciais que envolvam marcas de dentes. J Forensic Sci.2006 maio; 51(3).

52. Stoddart TJ. Marcas de mordedura em substâncias perecíveis. Um método para fazer padrões permanentes exactos. Br Dent J. 1973 Sep 18;135(6):285-7.

53. Stavrianos C, Vasiliadis L, Emmanouil J, Papadopoulos C. Avaliação in vivo da exatidão de dois métodos para a análise de marcas de mordidas em produtos alimentares. Res J of Med sciences.2011;5(1): 25-31.

54 McKinstry RE. Impressões dentárias em resina como auxílio à identificação de mordidas. J Forensic Sci. 1995 Mar;40(2):300-2.

55 Kouble RF, Craig GT. A comparison of direct and indirect methods for the analysis of human bites. J Forensic Sci. 2004 Jan;49(1):111-8.

56 Dailey JC. Um método prático para o fabrico de sobreposições transparentes de marcas de dentadas. J Forensic Sci. 1991 Mar;36(2):565-70.

57. Sweet D, Bowers CM. Precisão das sobreposições de marcas de mordida: uma comparação de cinco métodos comuns de fabrico de espécimes a partir da dentição de um suspeito. J Forensic Sci. 1998 Mar;43(2):362-7.

58 MalothS, GanapathyKS.Comparação entre cinco métodos bidimensionais comummente utilizados para produzir sobreposições de marcas de mordida humana a partir de imagens de estudos dentários. Indian J Dent Res. 2011 May- Jun; 22(3):493.

59 Sweet D, Parhar M, Wood RE. Fabrico assistido por computador de sobreposições de comparação de marcas de dentadas. J Forensic Sci. 1998 Sep ; 43 (5):1050-5.

60 Pretty IA, Sweet D. Overlapping digital bite marks - an analysis of effectiveness (Sobreposição de marcas de dentadas digitais - uma análise da eficácia). J Forensic Sci. 2001 Nov;46(6):1385-91.

61 McNamee AH, Sweet D, Pretty I. Uma análise comparativa da fiabilidade

das sobreposições de marcas de mordida geradas por computador. J Forensic Sci. 2005 Mar ; 50(2):400-5.

62 Metcalf RD. Um método alternativo de marcação de bordas incisais de dentes para análise de marcas de mordida. J Forensic Sci. 2008 Mar;53(2):426-9.

63 .Bang G. Análise de impressões dentárias num caso de homicídio. Observações por descrição visual, estereofotografia, microscopia eletrónica de varrimento e registo gráfico estereométrico. Ata Odontol Scand. 1976;34(1):1-11.

64 David TJ. Utilização adicional da microscopia eletrónica de varrimento na análise de mordeduras: um estudo tridimensional. J Forensic Sci. 1986 Jul;31(3):1126-34.

65 Rawson RB, Starich GH, Rawson RD. Análise microscópica eletrónica de varrimento da resolução da pele como auxílio à identificação de traumatismos em investigações forenses. J Forensic Sci.2000 Sep;45(5):1023-7.

66 Dorion RB. Transiluminação de feridas de mordedura. J Forensic Sci. 1987 maio ; 32(3):690-7.

67 Farrell WL, Rawson RD, Steffens RS, Stephens D. Tomografia axial computorizada como auxiliar na análise de marcas de mordidelas: um relato de caso. J Forensic Sci. 1987 Jan;32(1):266-72.

68 ThaliMJ , BraunM , Markwalder TH, Brueschweiler W, Zollinger U, Malik NJ, Yen K, Dirnhofer R. Documentação e análise de marcas de mordedura: a abordagem de fotogrametria forense apoiada em 3D/CAD. Forensic Sci Int. 2003 Aug 12;135(2):115-21.

69 Lasser AJ, Warnick AJ, Berman GM. Análise tridimensional comparativa de mordidas. J Forensic Sci. 2009 maio; 54(3):658-61.

70 Martin-de las Heras S, Valenzuela A, Ogayar C, Valverde AJ, Torres JC. Fabrico assistido por computador de sobreposições de comparação a partir de impressões dentárias digitalizadas em 3D para análise de marcas de mordida. J Forensic Sci. 2005 Jan;50(1):127-33.

71 Van der Velden A, Spiessens M, Willems G. Análise e comparação de mordidas utilizando tecnologia de perceção de imagem. J Forensic Odontostomatol. 2006 Jun ; 24(1):14-7.

72 Flora G, Tuceryan M, Blitzer H. Forensic Bite Mark identification using Image processing methods, SAC.2009 Mar ; 903-07.

73 Santoro V, Lozito P, De Donno A, Introna F. Estudo experimental de lesões de marcas de dentadas através de análise numérica. J Forensic Sci. 2011

Jan;56(1):224-8.
74. Martin-de las Heras S, Valenzuela A, Javier Valverde A, Torres JC, Luna-del-Castillo JD. Eficácia das sobreposições comparativas criadas com o software Dental Print na análise de marcas de mordida. J Forensic Sci. 2007 Jan;52 (1):151-6.
75. Al-Talabani N, Al-Moussawy ND, Baker FA, Mohammed HA. Análise numérica de mordeduras humanas experimentais: Aplicação de dois novos métodos. J Forensic Sci. 2006 Nov;51(6):1372-5.
76 . BowersCM , JohansenRJ .
A imagem digital como auxiliar na identificação dentária de restos mortais humanos. J Forensic Sci. 2002 Mar ; 47(2):354-9.
77. Radford G, Kieser JA, Bernal V, Waddell JN, Forrest A. A biomechanical approach to human bite reconstruction. J Forensic Odontostomatol. 2009 Jun 1;27(1):33-6.
78 Allison RT, Whittaker DK. Use of benzidine for histological detection of haemoglobin in human bites. J Clin Pathol. 1990 Jul;43(7):600-3.
79. Bush MA, Cooper HI, Dorion RB. Review of the scientific basis for bite profiling and compensation for arbitrary bias. J Forensic Sci. 2010 Jul;55(4):976-83.
80 Bowers CM, Pretty IA. Expert disagreement on the treatment of bite wounds. J Forensic Sci. 2009 Jul; 54(4):915-8.

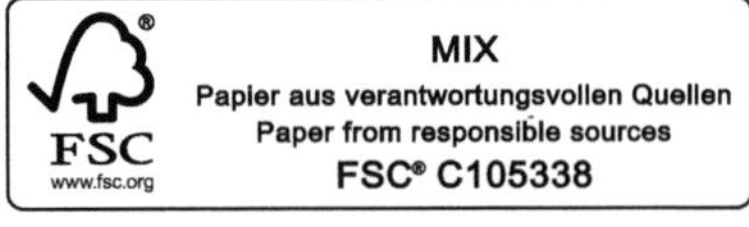

Printed by Books on Demand GmbH, Norderstedt / Germany